U0045405

天下文化

BELIEVE IN READING

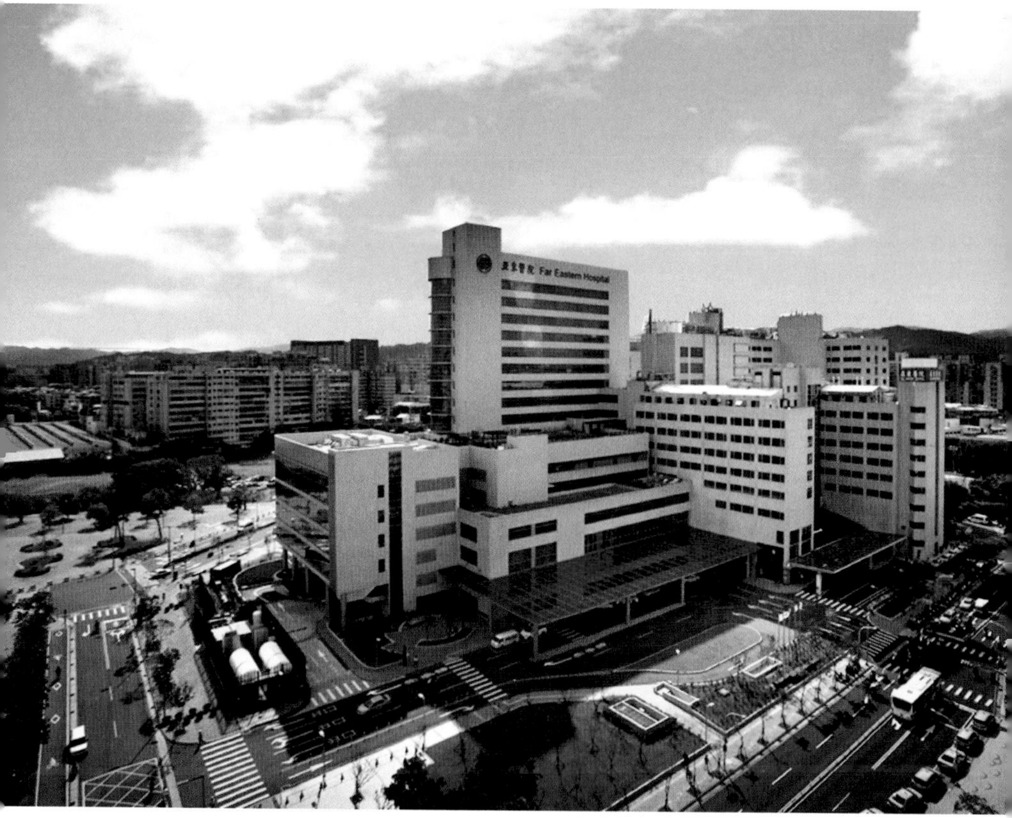

A ｜亞東醫院創立於 1981 年，40 年來致力於守護新北市民的健康。2020 年新冠肺炎疫情來襲，亞東醫院除了堅守醫護本分外，也從來沒有忘記善盡社會醫療責任的初衷。

A

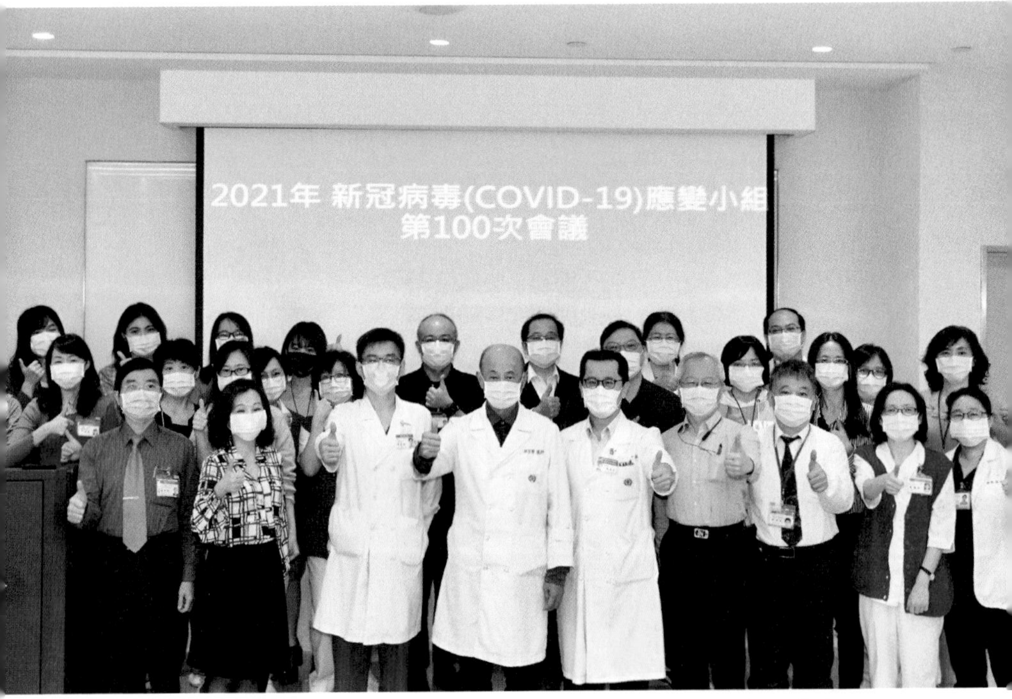
2021年 新冠病毒(COVID-19)應變小組
第100次會議

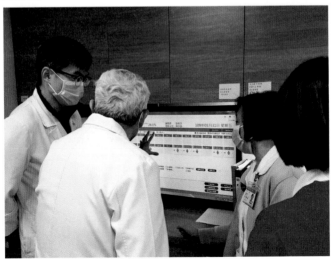

109年01月31日 星期五

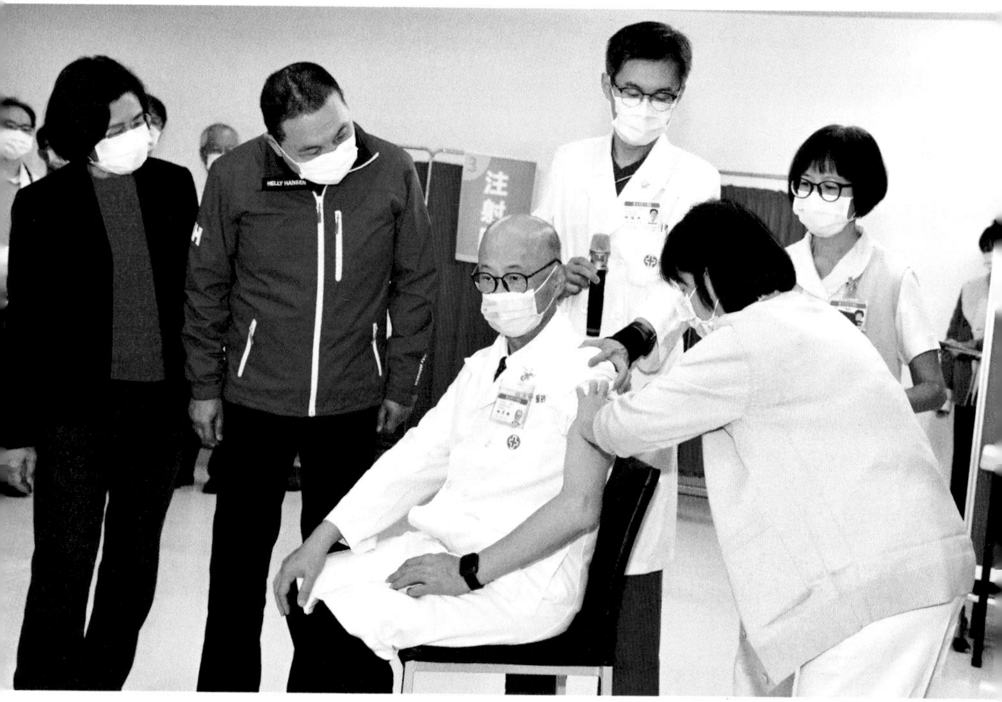

B｜2021 年 3 月 11 日，時任院長林芳郁（前排左四）帶領「新冠病毒（COVID-19）應變小組」召開第 100 次會議。

C｜朱樹勳副董事長（中）巡視 8B 專責隔離病房，於病房電子白板前指導防疫作為（左一為時任副院長邱冠明、右二為護理部督導許夢萍）。

D｜2021 年 3 月 22 日全國疫苗開打，亞東醫院即鼓勵全院人員接種，時任院長林芳郁（中坐者）以身作則，打下「院內與新北市的第一針」（左一為新北市衛生局長陳潤秋、左二為新北市市長侯友宜、左三為現任院長邱冠明）。

D	B
	C

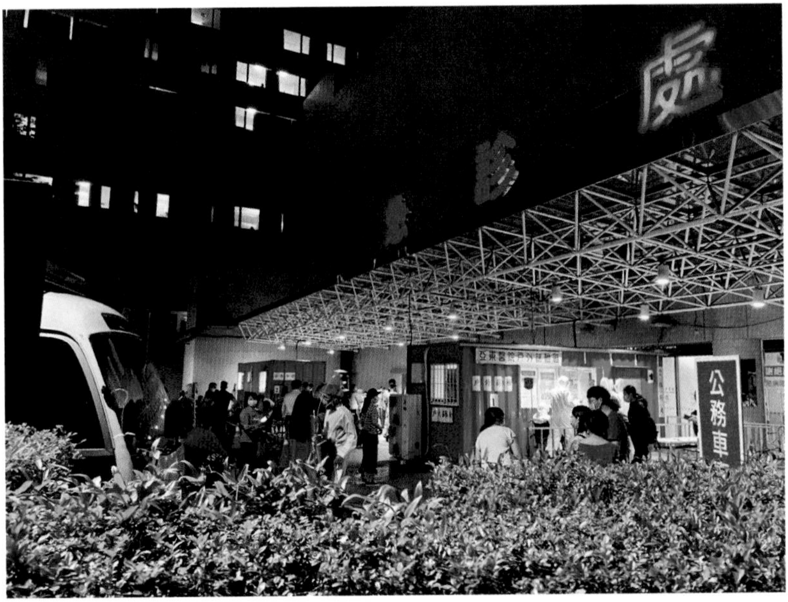
處
公務車

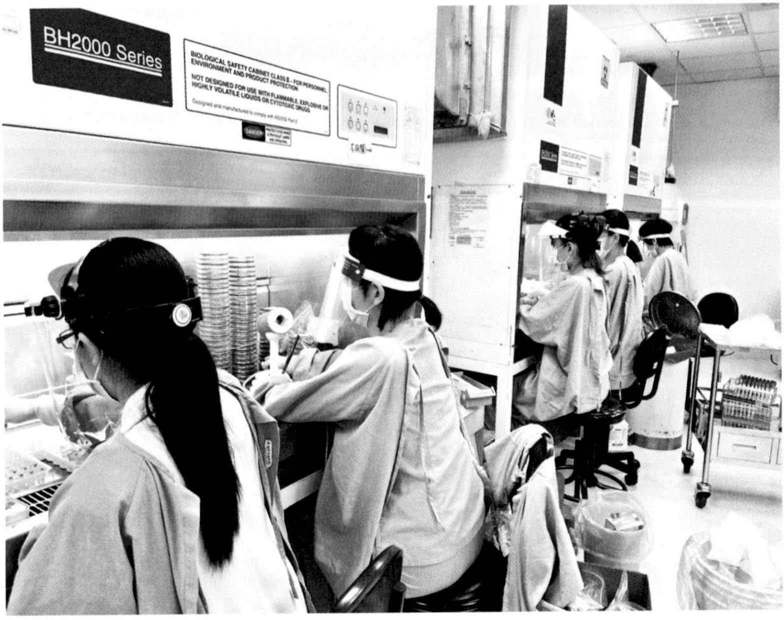
BH2000 Series
BIOLOGICAL SAFETY CABINET CLASS II - FOR PERSONNEL, ENVIRONMENT AND PRODUCT PROTECTION
NOT DESIGNED FOR USE WITH FLAMMABLE, EXPLOSIVE OR HIGHLY VOLATILE LIQUIDS OR CYTOTOXIC DRUGS

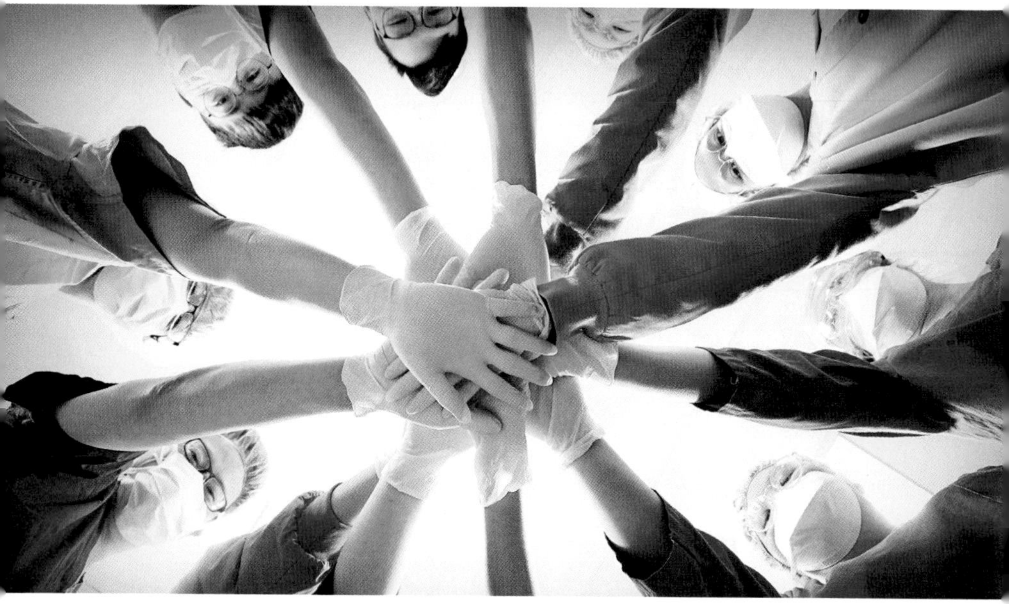

E｜2020 年初，亞東醫院未雨綢繆將部分急診防護拉到戶外備戰。今年 5 月疫情升級，立即拓展戶外診療區，將病毒「阻絕境外」，完成初步篩檢再入院治療。

F｜5 月 11 日到 6 月初，實驗室人員每天與檢體奮戰到深夜，沒人打退堂鼓，檢驗流程不斷優化，量能持續提升，從 5 月之前平均每天 150 件，到 7 月已達單日 3,000 多件的最大量能。

G｜5 月 14 日，亞東醫院暴發院內感染，嚴重衝擊醫療能量，醫護團隊舔著傷、忍著痛，攜手同心對抗病毒，讓亞東重拾社會大眾的信心。

G	E
	F

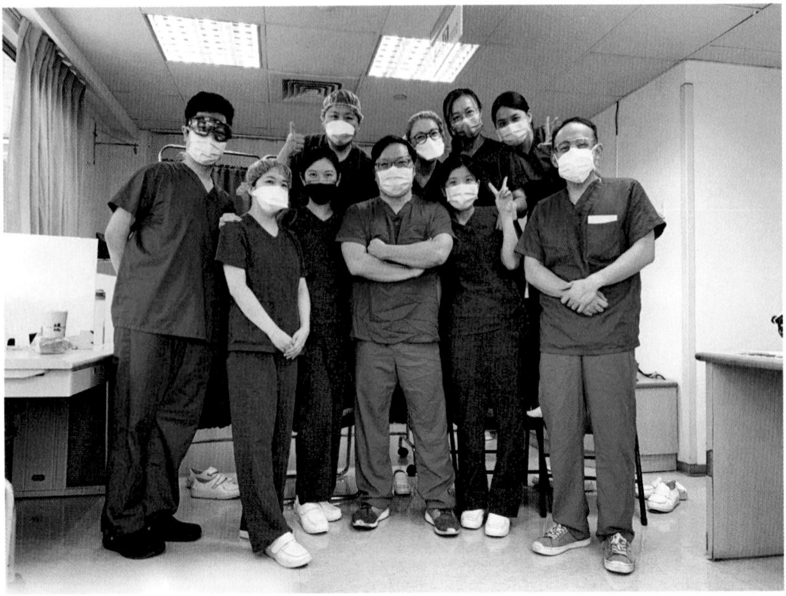

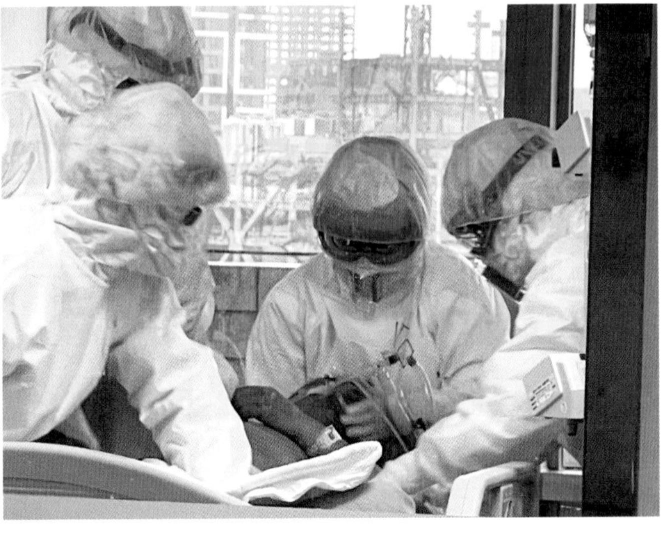

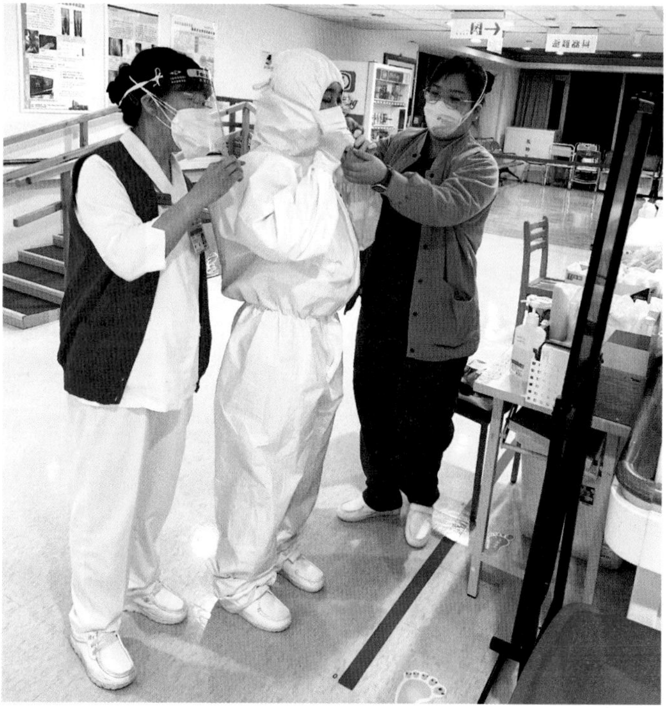

H｜重症醫學部主任辛和宗（中間雙臂抱胸者）在疫情升溫需床孔急的情況下，迅速靈活調動各科加護病房，從 5 月 18 日原本的 10 床，迅速擴增至 5 月 30 日的 58 床，將近於衛福部要求各大醫院開設 20 床容額的 3 倍。

I｜亞東醫院收治全國 11% 重症患者，中央流行疫情指揮中心醫療應變組副組長羅一鈞在臉書高呼：「請收下我的膝蓋！」特別點名感謝亞東醫院內科加護病房主任張厚台（右二）領軍的戰神團隊，揭露亞東醫院在艱苦處理院感事件的同時，更義不容辭承接大量重症病患。圖為張厚台帶領團隊執行俗稱「超人姿勢」的俯臥式擺位，幫助病人肺部擴張、減少心肺壓迫，促進氧氣交換率，降低肺損傷後遺症。

J｜醫護團隊穿隔離衣時，須亮出鷹眼，互相檢查是否正確著裝，協助彼此全方位護衛自己。

J	H
	I

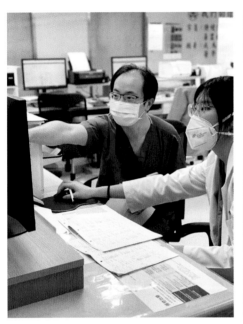

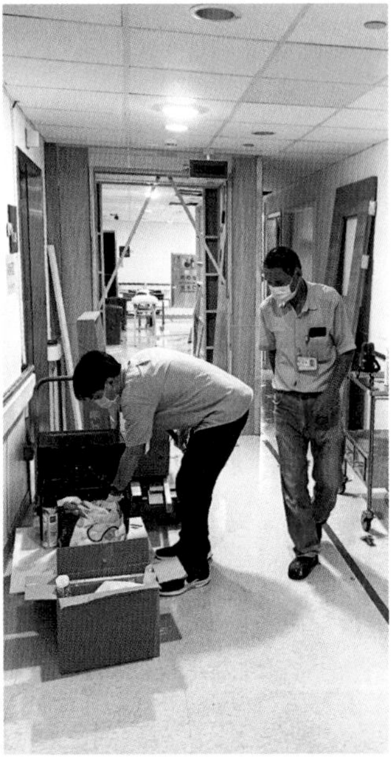

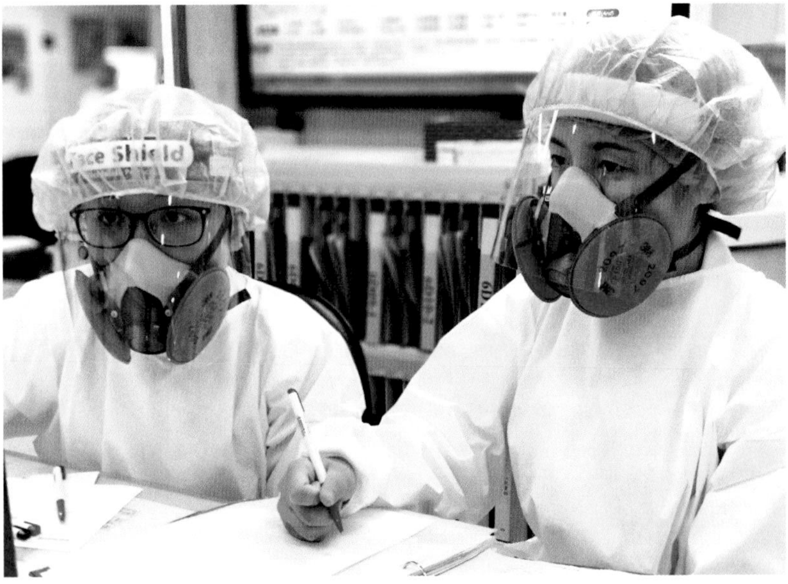

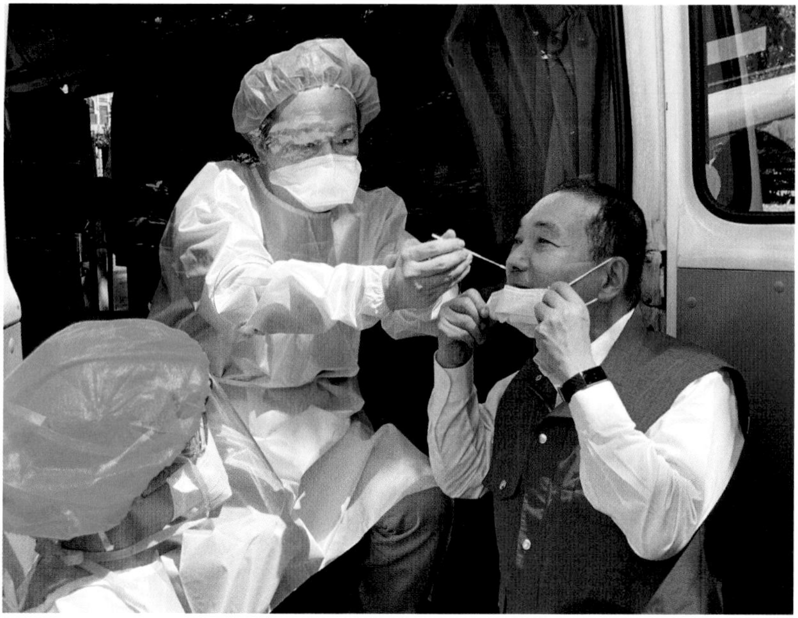

K、L ｜ 2021 年 5 月 14 日起，亞東醫院持續迅速擴增專責一般病房，至 6 月 1 日達 145 床，收治病人數最高曾達 123 人。至 6 月 15 日總收治人數占全台確診人數 9%，約等於整個中彰投加雲嘉南地區之收治量。圖 K 為感染科主任楊家瑞進行交班與指導住院醫師，圖 L 為工務處人員不眠不休，24 小時內完成施工，打造專責病房分區隔離動線。

M ｜ 專責一般病房快速整備期間，所有護理師大搬風，打破專科病房照護，迅速完成訓練切換照護場域，站在抗疫第一線，並且還要負擔清潔人員流失後的病房清潔工作。圖為專責病房護理師進行交班。

N ｜ 亞東醫院協作新北市投入防疫大作戰，市長侯友宜（右一）叮嚀熱區居民盡速快篩，他也親自參與亞東團隊的 PCR 篩檢，希望早日還給市民安心的家園。

N	K	L
	M	

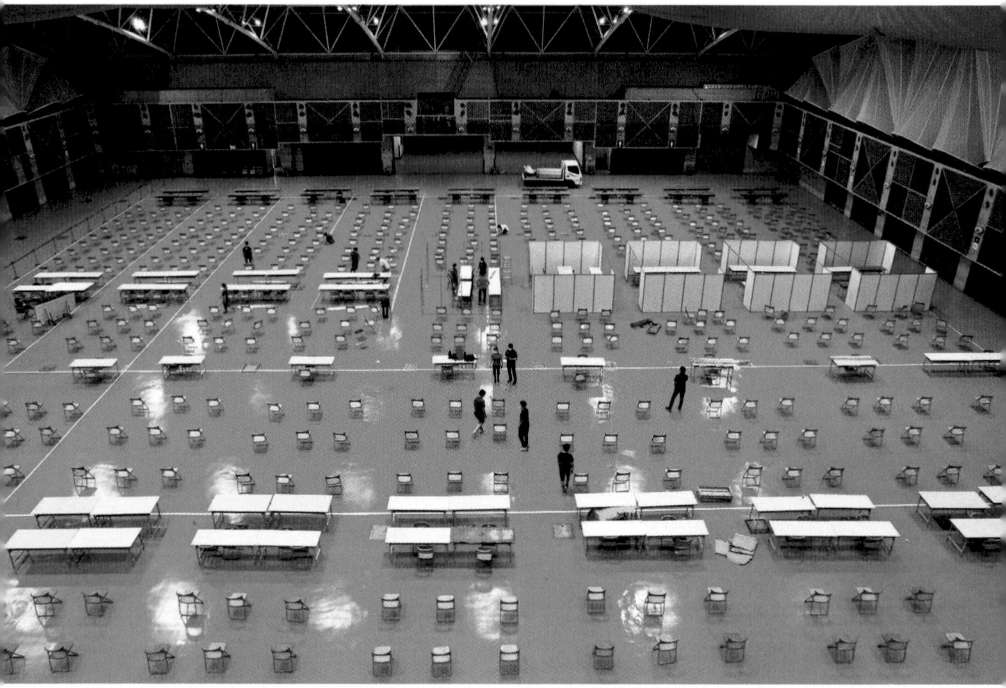

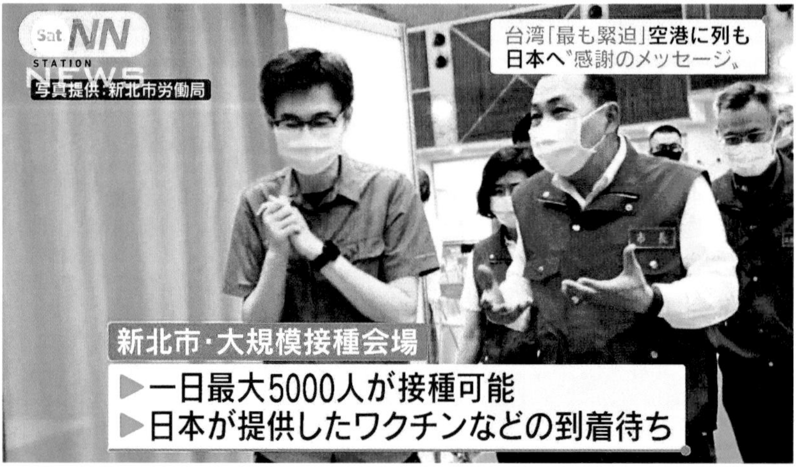
Sat NN STATION NEWS
写真提供：新北市労働局
台湾「最も緊迫」空港に列も
日本へ〝感謝のメッセージ〟
新北市・大規模接種会場
▶一日最大5000人が接種可能
▶日本が提供したワクチンなどの到着待ち

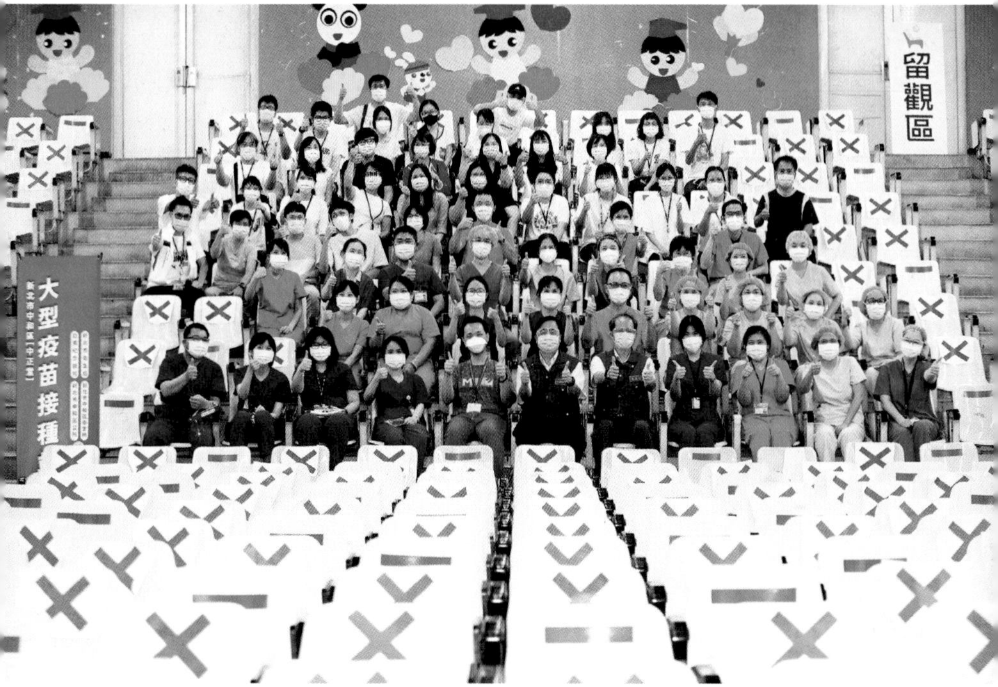

O、P、Q ｜ 6 月 15 日，終於開始第一波針對 85 歲以上高齡者施打疫苗。亞東醫院採日本福岡縣「宇美町式」打法，加上院內開發的疫苗注射系統，讓民眾從報到到注射完畢，僅需五分鐘。圖 O 為五股疫苗接種站，單日可接種 5,000 人次，圖 P 為日媒報導新北市市長侯友宜（右）視察現場，由時任副院長邱冠明（左）陪同，圖 Q 為中和疫苗接種站。

Q	O
	P

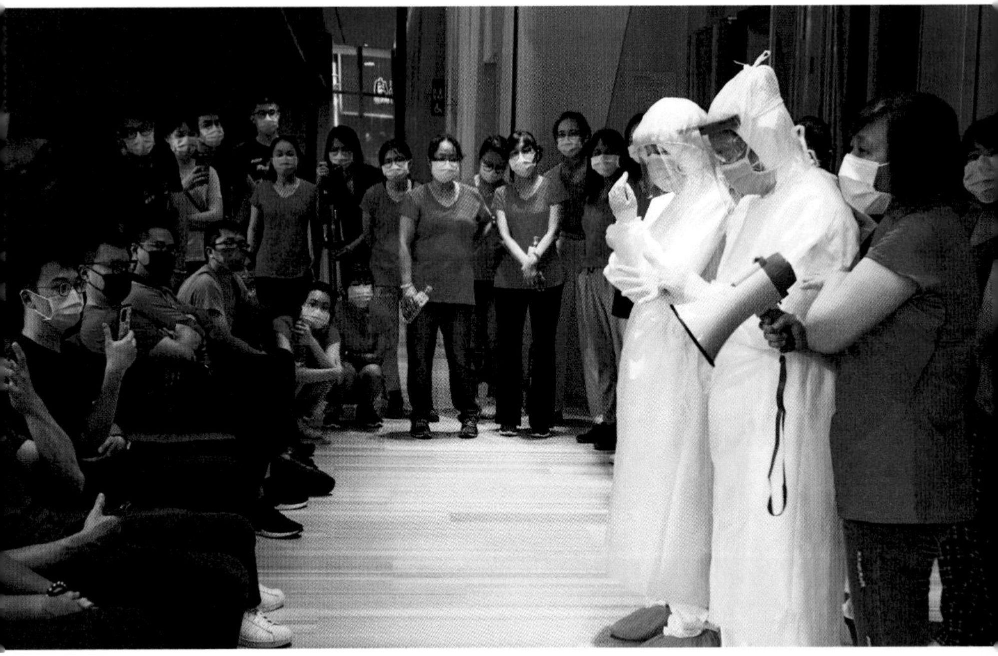

R、S｜5 月中旬雙北本土案例暴增，亞東醫院承接板橋、三重兩家加強版集中檢疫所，收治輕症確診病人。圖 R 為向安全組人員教學防護衣穿脫，圖 S 為 7 月 7 日板橋集檢所人員親送最後一位隔離者健康離開，為期 41 天的嚴峻任務，共收治超過 600 位病人，創下零死亡紀錄，醫護及工作人員也無一人染疫，全身而退。

T、U｜亞東醫院配合社區、企業、政府需求，6 月 16 日起提供一日機動快篩服務，圖 T 為 6 月 16 至 17 日在金山活動中心，9 人團隊單日篩檢近 500 位居民，兩日總計篩檢 1,027 位居民，圖 U 為企業快篩。

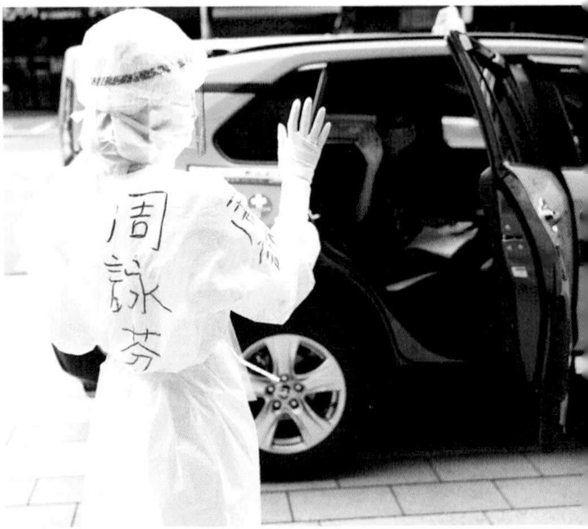

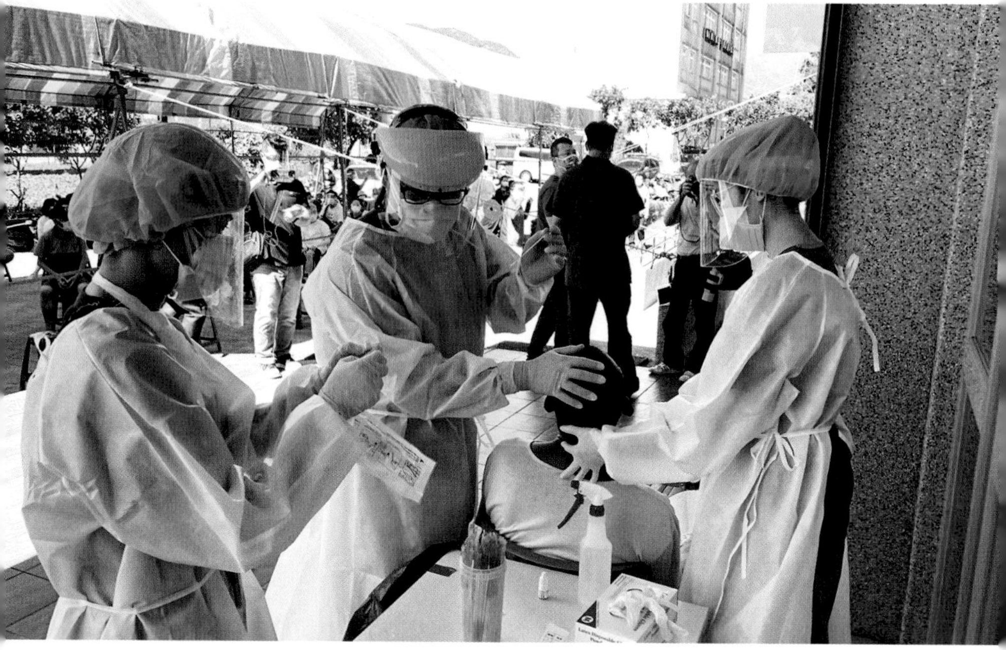

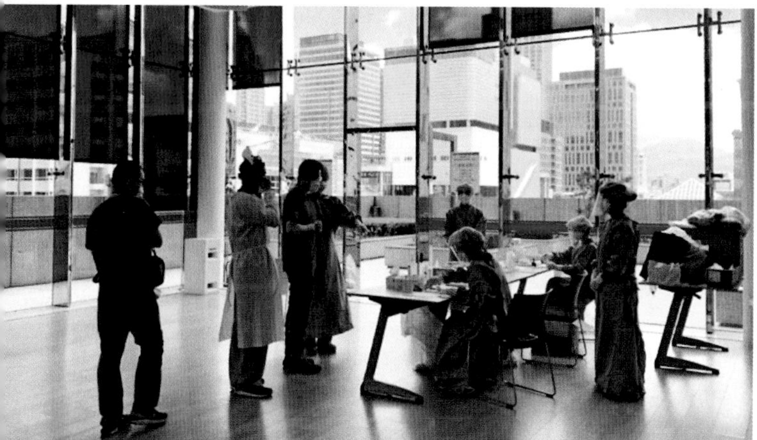

T R
U S

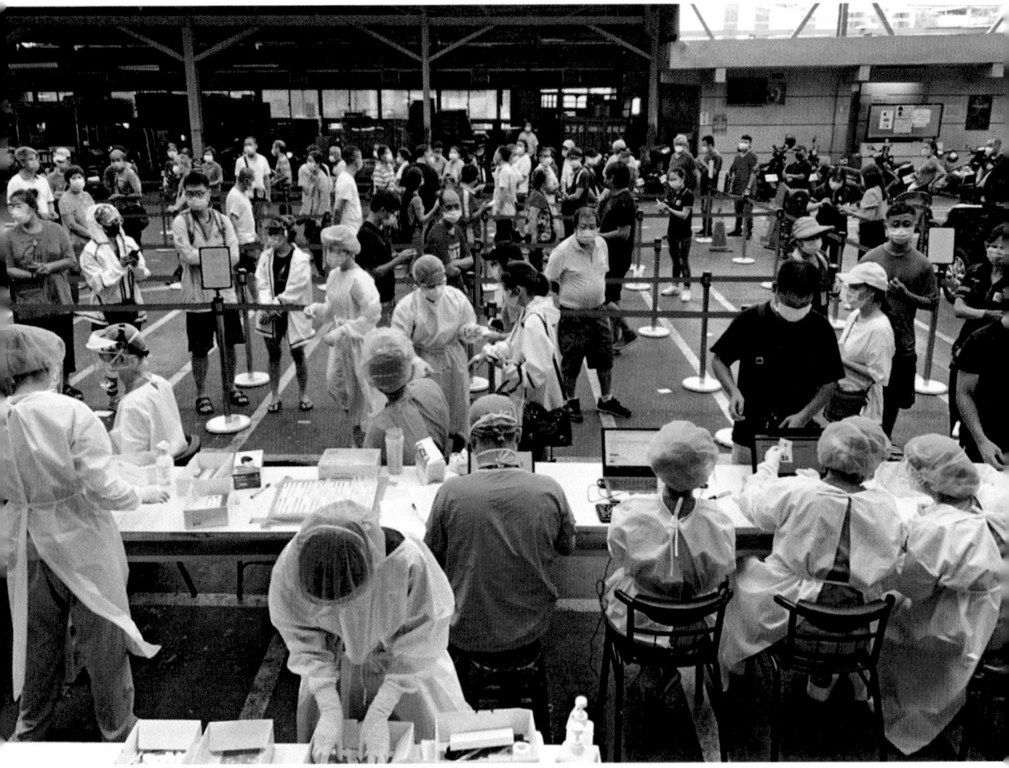

V ｜北農暴發群聚感染，為防止疫情延燒，新北市商請亞東醫院協助，院方迅速調度各科人力，組成戰鬥力超強的快篩戰隊支援大量普篩，創下單日快篩最高量 3,626 人次。

W ｜政府於 5 月開放遠距醫療並納入健保給付，亞東醫院立即成立遠距醫療小組，於 5 月 24 日實施遠距視訊門診服務，讓不克前往醫院的病患，在疫情期間也能享有高品質的醫療。

X ｜新北市衛生局關懷弱勢族群需求，於 6 月 21 日開放首劑在宅疫苗施打服務。亞東居家醫護團隊前往行動不便的丁爺爺家中，在其床邊進行疫苗接種。

W	V
X	

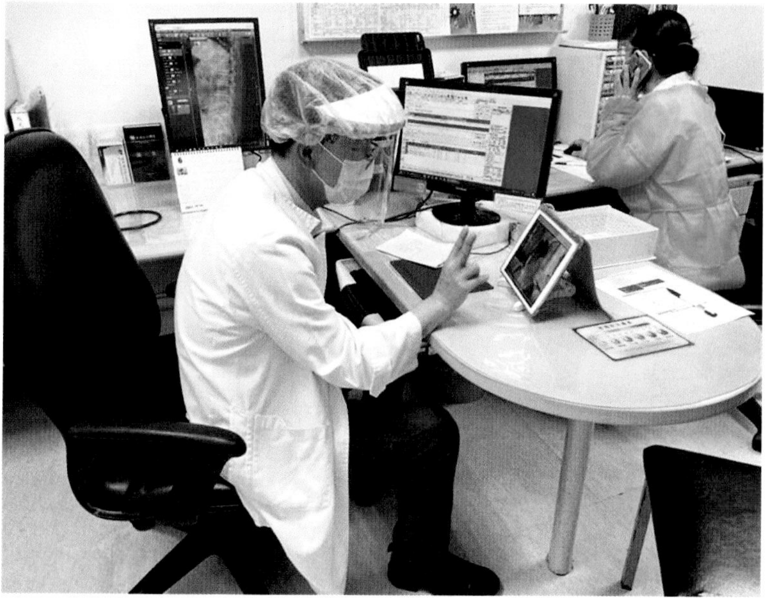

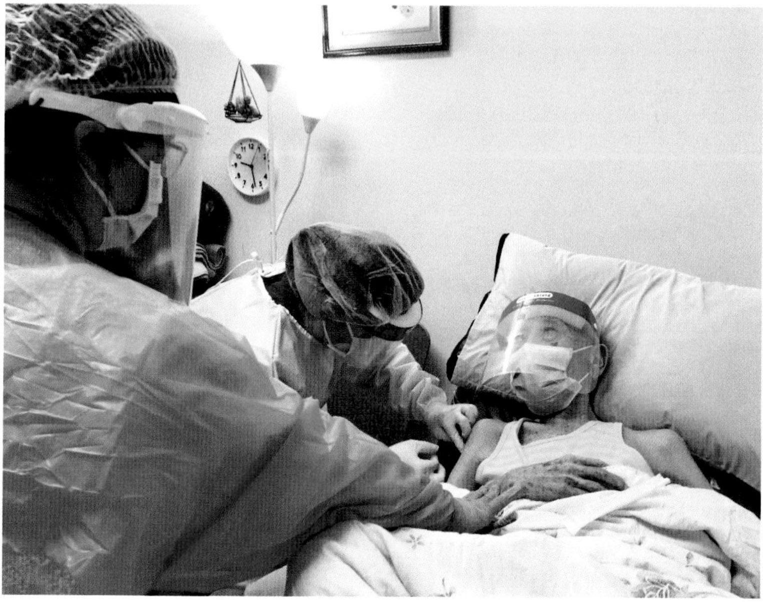

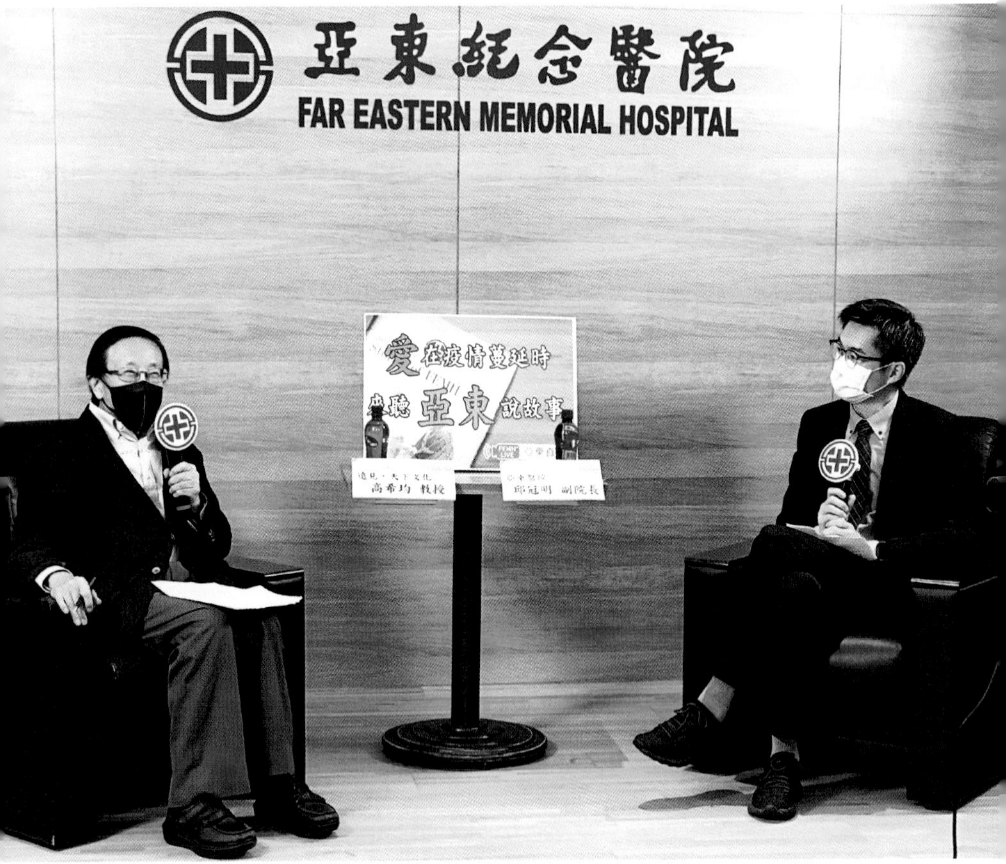
亞東紀念醫院
FAR EASTERN MEMORIAL HOSPITAL
愛在疫情蔓延時
聽亞東說故事
高希均 教授
副院長

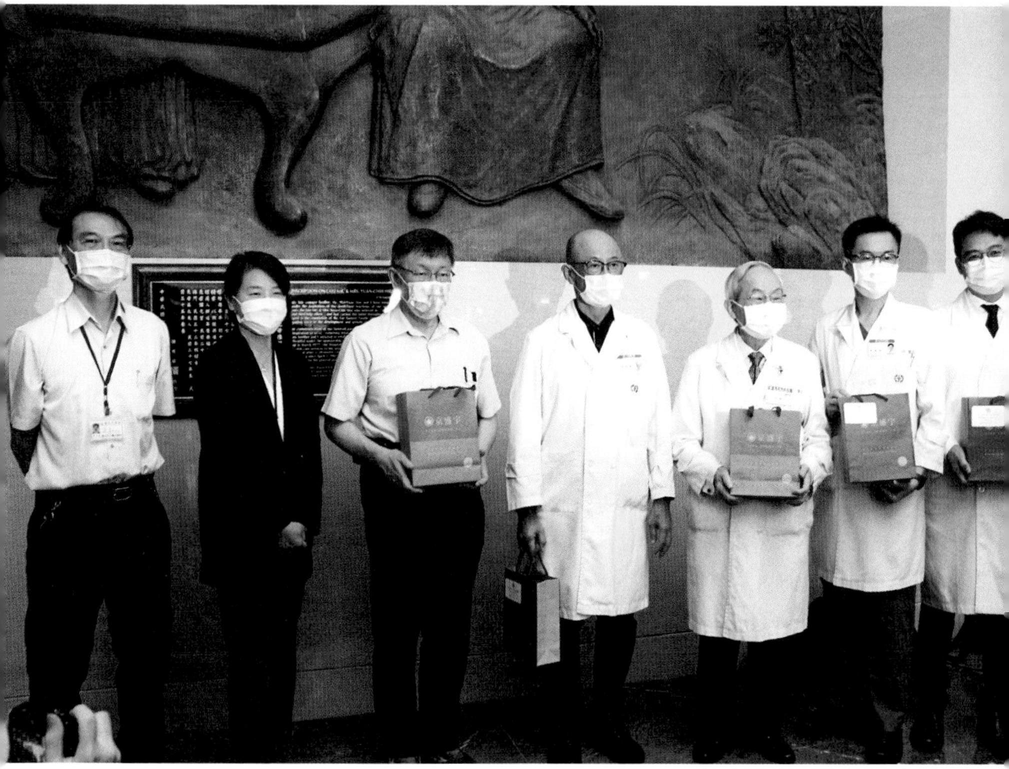

Y｜7月6日，亞東醫院「愛在疫情蔓延時——來聽亞東說故事」系列直播，首場由亞東醫院時任副院長邱冠明（右）、遠見・天下文化事業群創辦人高希均教授（左）對談，以「從疫情看民間企業領導力與執行力」。

Z｜亞東醫院兩度協助環南市場大量普篩，台北市市長柯文哲於7月13日率領市府團隊赴亞東致謝（左起為北市聯醫副總院長璩大成、台北市副市長黃珊珊、台北市市長柯文哲、時任亞東醫院院長林芳郁、徐元智先生醫藥基金會副董事長朱樹勳、時任亞東醫院副院長邱冠明、時任亞東醫院醫務祕書林子玉）。

Z Y

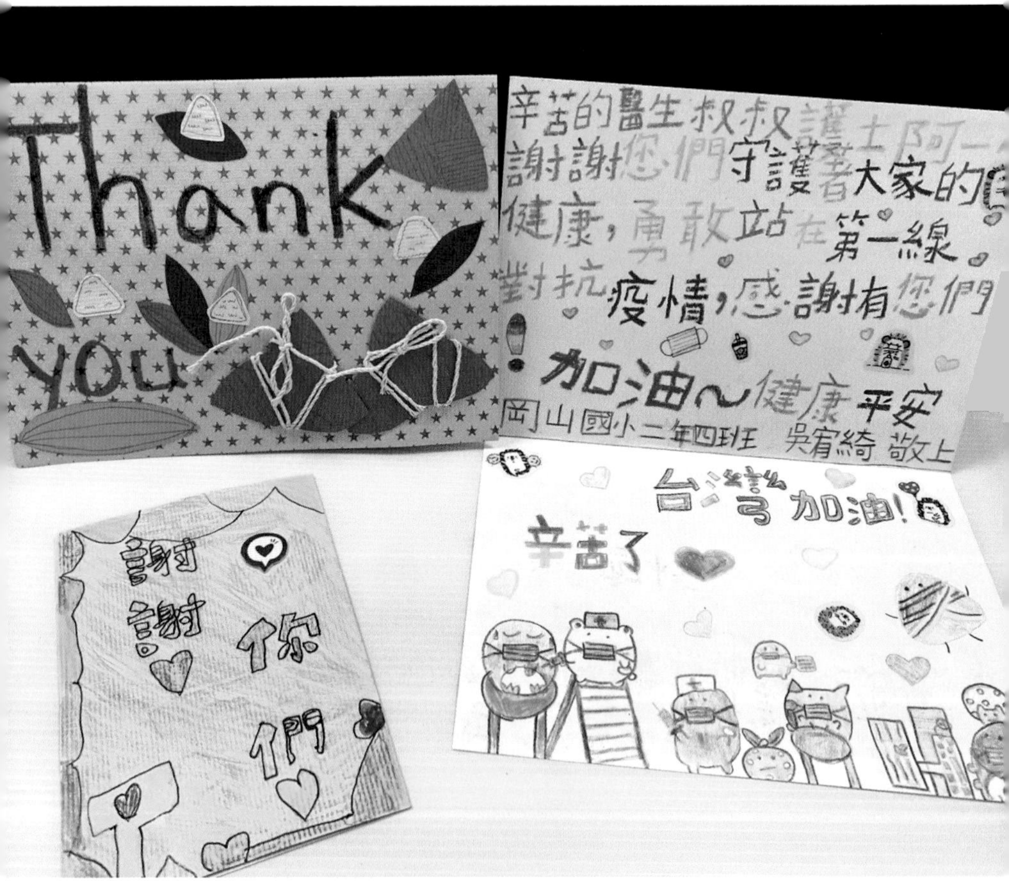
Thank
you
辛苦的醫生叔叔
謝謝您們守護著大家的
健康，勇敢站在第一線
對抗疫情，感謝有您們
加油～健康平安
岡山國小二年四班 吳宥綺 敬上
加油!
辛苦了
謝
謝
你
們

❤｜亞東醫院秉持善盡社會醫療責任的初衷，在疫情期間，義無反顧站在抗疫最前線，讓民眾能安心生活。

表 1｜亞東院內與集檢所收治確診人數占新北市總確診人數達 19%；其中，重症收治占全國 11%，獲中央流行疫情指揮中心醫療應變組副組長羅一鈞於 6 月 14 日在臉書發文，公開表明跪謝亞東大力承擔收治病人。

表 2｜承作新北市委託設立社區篩檢站、快篩機動部隊等，服務範圍包括：三重、金山、中和各站點，並協作新北果菜市場快篩任務。截至 8 月 2 日已承作達 6 萬人次，占新北市社區篩檢量的 27%。

表 1	❤
表 2	

亞東醫院收治確診數，占新北全市 19%

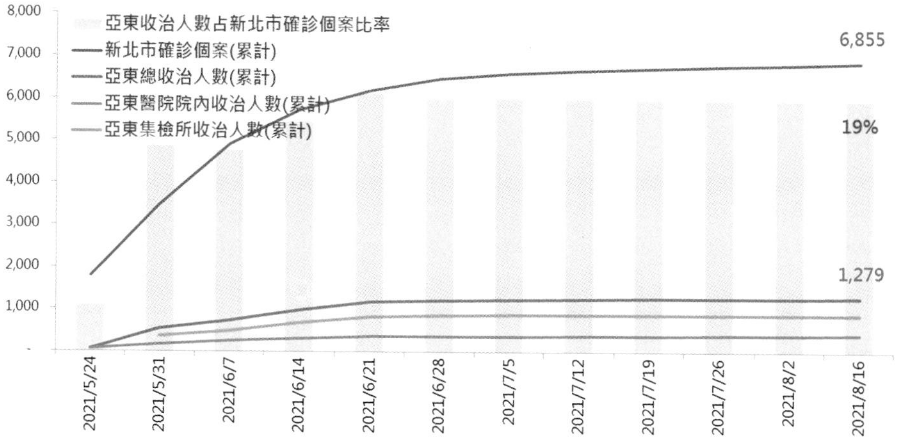

亞東醫院快篩服務量，占新北全市 27%

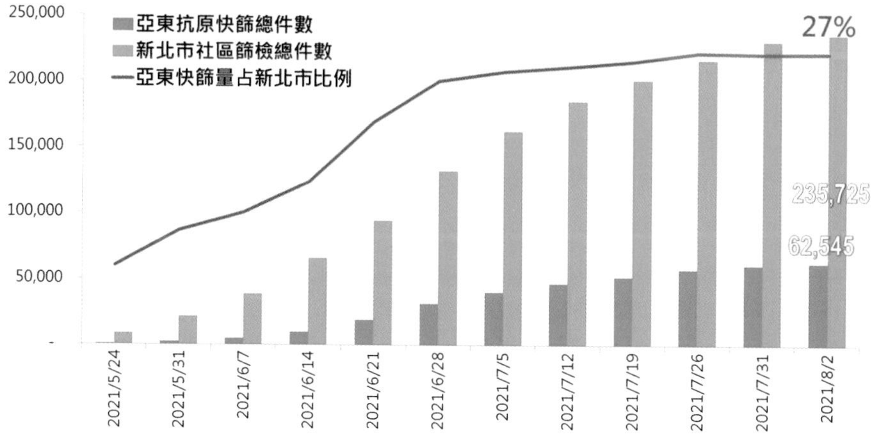

亞東醫院 PCR 檢驗量，一路創造新巔峰

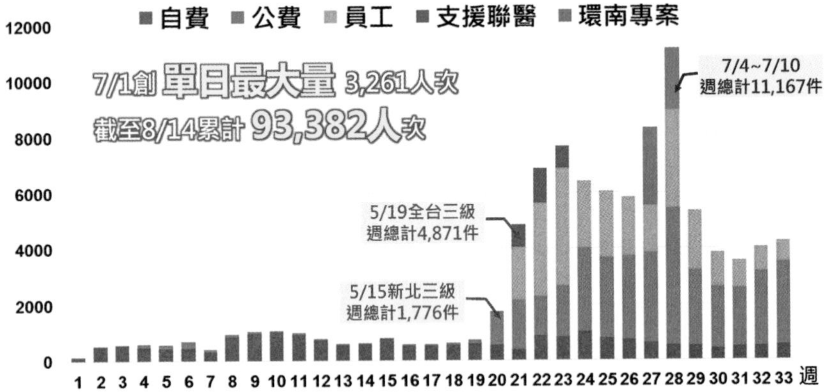

亞東醫院疫苗接種量，居全台醫院之首

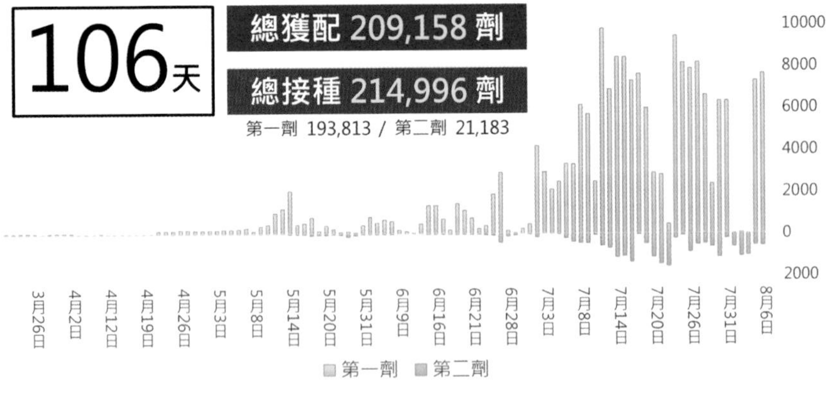

表 3 ｜ 亞東醫院於 2020 年 2 月 11 日通過成為全台首波新設「嚴重特殊傳染性肺炎通報個案之指定檢驗機構」之 5 家機構之一；並於同年承作參與重要外交活動，完成捷克特使團 89 人在台兩日之 PCR 核酸檢測。2021 年承作環南市場大量篩檢，並於同日完成報告；自費篩檢量至 2021 年 5 月，占台灣出國人數達十分之一。

表 4 ｜ 自 2021 年 3 月 22 日開始院內接種疫苗，承作新北市委託設立中大型疫苗接種站數個站點，服務範圍包括：五股、中和、樹林、深坑等地區。截至 8 月 6 日已承作達 20 萬人次，居全台醫院之首。

表 3
表 4

社會人文 BGB513

疫無反顧

亞東醫院做對的事

邱莉燕、張玉櫻
楊倩蓉、劉宗翰
——採訪撰文

FAR EASTERN
MEMORIAL HOSPITAL

目次

出版者的話

亞東醫院：我們健康與生命的守護者

高希均 遠見・天下文化事業群創辦人

(一)比爾・蓋茲的警告

早在二〇一五年，具有人道主義的世界巨富比爾・蓋茲就提出警告：「如果在未來數十年有任何東西能殺死一千多萬人，極可能是具高度傳染性的病毒，而非一場戰爭。」他斷言：「今天全球最大的災難風險不是核彈，而是流感病毒。」

面對災難的挑戰，人類的共同命運，是在「同一個地球上」、是在「同一條船上」，當前嚴峻的疫情，更像是「同在一口井裡」。

當新冠病毒在全球蔓延時，大家對性命的恐懼，遠勝過核彈的威脅。原來口罩遠比核彈更能保全性命。強國領袖決策的盲點是：花幾千億要摧毀遠方的敵人，忘記花一些錢來照顧身邊老百姓的性命。

（二）亞東醫院的逆轉勝

各國經過一年多疫情的教訓與經驗，大家學到：人類的生命要化險為夷，繫於正確的政策，嚴格的執行力，及正確的心態。

台灣的亞東醫院提供了一個對付 COVID-19 病毒：「失守與逆轉勝」的個案。那是一段驚心動魄、值得分享的歷程。

亞東醫院是新北市唯一的醫學中心的教學醫院，去年疫情初始時，就全力投入抗疫作戰：包括持續防疫的警覺，啟動重症部的部署，盤點醫護人力、病床及氧氣設備量能等。

五月中旬，本土疫情暴發，亞東醫院在雙北宣布三級警戒之前，五月十四日發現一位住院病人確診，後來也有護理人員確診，對堅守醫護「零感染」的亞東醫院，不啻重大打擊。

危機真就是轉機。歷經多年對新興傳染病的預防與治療演練，及疫情以來從未鬆懈的整備，亞東醫院迅速啟動醫護支援人力調度、收治確診重症調床、院內感染清零計畫。在解決院內感染之際，更積極投入全台抗疫醫療，在五月中花了十三天時間，專責加護病房就從十床增加到五十八床，後來更收治全國百分之十一的重症患者。

在這波疫情當中，一度因院內感染事件而失去部分戰力，但亞東迅速應變，調整步伐，透過各科人力調度、教育訓練及優化資訊系統，以及嚴格執行有效率的作業流程，克服重重挑戰。

亞東醫院的防疫思維與作為，化危為安的實戰紀錄，主要是有這位才思敏捷、使命感與執行力強的關鍵人物邱冠明醫師，不到四十歲時，他已是極負盛名的心臟外科主任。四十二歲就升任醫療副院長，此刻剛被任命為第七任院長，接替退休的林芳郁院長。在這位抗疫大將帶領下，必能持續率領士氣旺盛，聲譽日隆的亞東醫院向前邁進。

（三）分享專業與人性的光輝

《疫無反顧：亞東醫院做對的事》是在分享：

- 亞東醫院的志業，是在提升全民健康。
- 亞東醫院的執行力，是在守護全民免於病痛的焦慮。
- 亞東是企業創辦的醫院，是在善盡社會責任。

亞東醫院今年剛滿四十年，具有三千六百餘位醫護及雇員，一千一百餘張病床，早已是台灣一流的、受人稱讚的教學醫院。

我們出自內心的要向亞東醫院全體工作人員說：大家正在分享您們專業的貢獻與人性的光輝。

一九七〇年代中期，我回台短期教學，認識了遠東企業創辦人徐有庠先生，一位謙和、有理想、有使命感的企業家。一九八一年他創辦了亞東醫院（及稍後的元智大學），帶給了台灣社會重要的貢獻，引發我們對他無限的懷念。

二〇二一年八月

推薦序

攜手抗疫、全心濟世

徐旭東
徐元智先生醫藥基金會董事長

一九八一年，亞東醫院的成立，乃是因為先父——遠東集團創辦人徐有庠先生，有感於當時新北市民眾因為當地缺乏醫療資源，必須舟車勞頓往返台北市，決定在板橋，也就是遠東集團的發跡地，設立亞東醫院，就近照顧民眾。

四十年來，亞東醫院在歷任優秀院長的領導下，不僅成為新北市唯一的醫學中心，獲得國家品質獎殊榮，二〇二〇年，當新冠肺炎疫情肆虐全球，以及二〇二一年五月，台灣本土案例暴發，造成醫療體系量能超載的嚴峻時刻，亞東醫院除了堅守醫護本分外，也從來沒有忘記善盡社會責任的初衷。

新冠肺炎在全球已造成兩億人感染、四百多萬人病逝，對經濟與醫療體系都造成巨大衝擊。台灣去年防疫有成，阻絕境外疫情蔓延至國內，大家過了一段平靜的歲月。然而，今年隨著本土疫情升溫，考驗的不只是政府及傳統大型組織如醫療機構的應變力，也考驗社會的道德勇氣。在邱冠明院長帶領下，全體醫護人員積極協助新北市衛生局，短短兩個月內便成功控制疫情，為新北市民的健康守住最後一道防線，更創造出「亞東模式」，成為其他醫療院所的榜樣。

事實上，亞東醫院從去年初就因應疫情，每日召開疫情應變會議；今年五月暴發院內感染事件時，經由媒體報導，曾一度重挫同仁士氣。但亞東醫院選擇正面對抗疫情，一方面展開清零計畫，先後成立戶外急診室、戶外藥局、戶外門診篩檢站，將病毒阻絕境外，另方面也在院內進行全面接種疫苗與普篩，將防護做到滴水不漏。

有鑑於新北市是人口最多的一級行政區，在這次疫情中更成為染疫熱區，亞東醫院勇於肩負使命，透過滾動式調整防疫策略、結合IT力量，不僅成為全台收治重症病人最多的醫院，更踏出院外，承接加強版集中檢疫所，並深入各地及企業進行快篩、快打任務，獲得各界及政府的高度肯定。

我要感謝所有亞東醫院的醫護及工作人員，你們對社會的使命，讓你們敢於面對恐懼，站在疫情第一線，全力防治疫情蔓延；相信讀者在讀完本書之後，一定也會為他們無私付出的勇氣與濟愛博眾的善心而深深感佩。

推薦序

亞東醫院：迎戰疫情關鍵中的關鍵

侯友宜　新北市市長

面對又急又快的本土疫情，台灣付出了血淋淋的代價，同島一命都是輸家，沒有人是贏家。記得五月十一日暴發七例本土案例後，我隔天宣布八大場所等立刻停業，四天後攀升到三位數確診案例，三級警戒持續七十三天，造成八百餘人死亡，以及近一萬五千例確診。

迄今，台灣人民成功對抗這一波疫情，靠著國民低度活動為代價，犧牲了多數的庶民經濟，新北的經濟活動損失初估超過五百億，才逐步讓確診降到個位數。

對抗疫情的最大功臣之一，是全國各地的醫護警消團隊，我要特別感謝新北市所有責任醫院，以及亞東醫院的鼎力協助。因為醫護團隊視病如親，深怕錯失每一個治癒的先機，搶救人命的「使命感」，才能戰勝這場驚心動魄的無聲戰役。

疫情暴發前的五月三日，亞東醫院和新北市政府舉辦「科技行動急診救護車，搶救ＯＨＣＡ大聯盟全面啟動」（ＯＨＣＡ，到院前心肺功能停止）記者會，新北市二十一家急救責任醫院共同參與，讓一百輛科技救護車，透過雲端整合平台，串聯救護車、急診端和管理端等，爭取搶救黃金時間。

緊急醫療救護的品質，是評估一個城市先進程度的重要指標，是新北市安居樂業最重要的一環。感謝亞東醫院林芳郁前院長，帶頭募款推動緊急醫療技術員制度ＥＭＴ，如今新北市擁有全國最多的五百二十六位高級救護技術員。

新北市的ＯＨＣＡ康復出院率，從我擔任副市長的百分之三．四，提高到二〇二〇年的百分之十．七，十年來救回一千七百四十三人，亞東醫院功不可沒。

天職救人的使命感，讓醫護團隊捨命對抗疫情。醫療資源相對缺乏的新北市，各醫院就像是天使般降臨，讓我們在疫情期間開設一千零四十三間專責病房數，啟動六家集中檢疫所共一千三百零八房間數，近三十萬社區篩檢數，都是全台之冠。

其中，關鍵中的關鍵是亞東醫院，在邱冠明院長帶領下，完成了不可能的任務。亞東醫院收治全國百分之十一的重症加護病房患者；接下板橋、三重兩家集中檢疫所，照顧近九百位確診者；機動篩檢隊前進新北果菜公司，單日完成篩檢三千六百二十六人，隔日也接種六百位員工；全台首座大型室內接種站：五股工商展覽中心，也派出八組醫護人員，單日完成五千人次疫苗接種。

除了感謝，還是感謝，謝謝全國醫護警消人員，以及亞東醫院。其實，對犧牲生活維持低度活動的國人，充滿使命感的醫護警消人員，還有不眠不休的第一線同仁，我更多的是不捨。

這一波是α變種，還會有δ和其他變種，我們要戒慎恐懼，謙卑的面對疫情，記取教訓並不斷反省和檢討，如何把疫情控制得更好。因為，這血淋淋的教訓，代價是人民的健康和經濟。

同時，我們也必須快速復甦經濟，特別是活絡庶民經濟，創造新的就業，讓數位轉型持續推動經濟轉型。人民付出的代價夠多了，政府必須更加努力。

推薦序

堅守初衷，迎戰新冠肺炎

王孝一　遠東集團公益事業執行長

遠東集團在台成立已超過一甲子，一九四九年開始成立紡織、水泥及百貨公司後，一九六〇年代，在創辦人徐有庠先生堅持「取諸社會，用諸社會」的理念之下，積極投入公益事業，包括人文、教育、醫療與科技，其中，又以醫療發展得最早。

一九八一年成立的亞東醫院，不僅是新北市第一家大型區域醫院，其成立的宗旨，除了持續提升醫療品質外，還有一個重要使命，就是善盡社會醫療責任。

在這次新冠肺炎疫情期間，大眾看到亞東醫院全體醫護人員協助新北市衛生局，全力防護新北市民生命安全。其實，一直以來，秉持醫療熱忱的亞東醫院醫療團隊，長期深入偏鄉，推動疾病防治工作，更擁有多次救災及急難救助經驗；從九二一大地震、八八風災、柬埔寨湖上難民營與甘比亞的行動醫療等，始終以仁心仁術，默默行善。

新冠疫情在去年蔓延，造成全球大流行後，亞東醫院始終戰戰兢兢，透過每日不間斷的防疫應變會議，做好整裝待發的準備。今年五月，身處雙北染疫熱區的亞東醫院，醫療團隊更親上火線，除了院內承擔起收治新冠重症病人的重任外，在雙北三級警戒期間，一方面承接加強版防疫專責旅館的任務、在新北市各區進行快篩及疫苗接種等外展服務；一方面考量到疫情肆虐之下，長期服務的病友同樣也需要持續守護，因此透過門診視訊及電話看診的遠距醫療方式，讓慢性病人醫療不中斷。

值得一提的是，亞東醫院在這次抗疫大作戰中，發揮的不僅是視病如親的仁心力量，更善用科技的智慧，無論是院內的防疫機制及遠距門診；外展服務時，連結現場報到與醫師問診的醫療整合系統，以及零接觸的雲端病房，才能在這次疫情暴發後，用超高效率，短期內完成許多不可能任務。

讀者在本書中可以看到，亞東醫療團隊面對本土疫情升溫後，如何應變與抉擇，如何與病毒搶時間賽跑，做出快速果斷的決策，在疫情最困頓時期，也從不忘對弱勢者伸出援手。

回顧四十年來，不忘初衷的亞東醫院，從初期以一百五十張病床開始服務，到了第二個十年，已經從區域醫院升格為區域醫院暨乙類教學醫院，第三個十年更獲評為新北市第一家醫學中心，及國家品質獎與教學醫院優等獎殊榮。今年邁入第四十年，碰上全球新冠肺炎大流行，傳統醫療體系受到嚴峻考驗下，亞東醫院依舊堅守善盡社會醫療責任的初衷，去做對的事情。

推薦序

負重致遠

朱樹勳　徐元智先生醫藥基金會副董事長

二〇二〇年新冠肺炎疫情肆虐全球，許多國家的醫療體系面臨前所未有的挑戰與崩塌。亞東醫院聽見遠方戰鼓聲響，即戰戰兢兢每日召開防疫應變會議。未料今年五月卻在病人隱瞞接觸史的情況下，暴發院內感染事件；同一時間雙北本土案例暴增，疫情席捲全台，全國防疫等級提升至三級警戒，而亞東醫院，正位處疫情的風暴圈裡。

面對同一時間內外交困的情況下，亞東醫院瀰漫著緊張氣氛，卻從未退縮，反而加緊腳步重建戰略，鑑前毖後的處理院內感染，更肩負起「善盡社會醫療責任」的使命，擴大專責加護病房與隔離病房收治確診個案，高達全台百分之十一，讓當時各醫院的重症病人與社區確診個案有了良好的後送管道，得到妥善的治療。此外，亞東醫院也積極協作新北市政府的防疫政策，承接兩個大型的加強版集中檢疫所，收治確診的輕症病人，讓當時新北市的醫院得以減少收治壓力，也讓這些確診病人可以完全與社區及家人隔離，阻絕家戶傳播，避免疫情向外蔓延。

藉由滾動式調整防疫策略、跨領域跨部門的整合資源與資訊系統不斷優化，亞東醫院也機動協作社區大量篩檢的任務，務求當天完成檢驗報告，即時幫助疫情的風險判斷，讓雙北市府都能夠更篤實的快速應變，做政策上的調整；甚至要反守為攻，除了在院區內持續進行大量疫苗接種之外，也陸續承接新北市中和、板橋、五股等各社區民眾與安養機構的疫苗施打作業，接種量體高居全台醫院之冠。

在全體同仁義無反顧、勇往直前、齊心協力之下，亞東醫院在短短兩個多月內，不但從院感事件的挫折中站起來，更化危機為轉機，在民眾的需求裡看見自己的責任，站到疫情海嘯的第一排，咬緊牙關阻擋疫情層層向外擴散，降低全台可能遭受到的社會震盪與家庭悲劇。在台灣最動盪的時刻，勇於承擔，發揮關鍵力量，打下美好戰役。

我深深以亞東醫院全體同仁的表現為榮，以他們「不忘醫者初心，牢記天使使命」的表現為榮。

希望讀者細細品讀這本書的同時，能夠深刻體會二〇二一年台灣新冠肺炎疫情風暴圈的狀態，那些驚心動魄、人性糾結的時刻；那些站在抗疫最前線，堅忍不拔、無私奉獻的動人面貌；以及那一份展現高度、負重致遠、充滿社會關懷的堅實力量。

推薦序

堅守抗疫使命，做對的事

林芳郁　徐元智先生醫藥基金會董事長特別顧問

七月三十一日，終於在疫情稍緩下寬心的卸下亞東醫院院長一職。很高興我們團隊在鞭長莫及的細節之處，做到鉅細靡遺的種種規範，有效達成抗疫使命。感謝亞東團隊光榮又可敬的同仁，堅持做對的事，過程或許辛苦，但終能獲致如夏花般絢爛的果實！

二〇二〇年新冠肺炎疫情剛開始萌發之際，台灣得海峽天然屏障及龐大醫療能量之助，在確診量不多情況下，我們同仁即有實際照護和接觸新冠病人的練兵經驗，當時也成功達到院內醫護零感染的目標，並獲得二〇二〇年國家醫療品質獎——防疫貢獻獎（團體）的肯定。

然而因為取得了初步的勝果，大家似乎也輕忽了疫情蔓延肆虐的威力，二〇二一年國內社區陸續傳出零星個案後，本院在五月十四日出現住院病人確診的首例，後來也傳來醫護團隊成員確診消息，開始了亞東百日抗疫戰事。

面對雙北排山倒海而來的壓力，我們除了降載醫療量能、進行全院普篩與清消，同時配合疫情的需求，增加了專責病房與加護病房的收治量，更將服務觸角延伸至社區，承接加強版集中檢疫旅館，並在院內感染控制得宜、行有餘力之下，開始跨過淡水河協助台北環南市場實施新冠肺炎篩檢，也提供機動快篩服務以阻斷傳播鏈，更深知疫苗注射才是防疫的最後一道關卡，不僅督促同仁全面施打，更廣開據點協助市民施打疫苗。

我們雖然發生了猝不及防的院內感染，所幸在大家的努力下，成功的遏止疫情擴散，對於戰線上同仁的衝鋒與奉獻，我著實感到無比的榮幸與驕傲。在醫院因應疫情調整與擴充承載業務的過程中，感受到同仁無私的投入與熱情奉獻的精神，我們堅信大愛可以在疫情交織時綻放強大的能量，大家攜手並進同甘共苦，建立屬於亞東團隊的榮耀。

如今，我們在疫情漸緩的此刻，仍需積極部署從容應對，為了見證這些日子以來的夙夜匪懈及汗流浹背，我們回首記錄了這段風雨的路程，謹此向勞苦功高的醫護戰友致上崇高的敬意。

代序

逆風颺起

邱冠明　亞東醫院院長

二〇二一年五月二十七日，全國疫情警戒三級後的第九天，我在林芳郁院長的授權下，出席醫師公會全國聯合會召開的「因應嚴重特殊傳染性肺炎（COVID-19）應變會議」。當時新冠肺炎疫情在雙北地區，正以迅雷不及掩耳的速度蔓延，全國學校停止到校上課延長至暑假、醫療能量吃緊，指揮中心公布人力短缺的應變處置、確診個案連續多日高達百人以上，且呈倍數成長、法定傳染病通報系統「塞車」全台大當機，朝野之間為了每日的校正回歸確診人數吵得沸沸揚揚。

我在這個全國會議中，清楚描述了新北市的疫情與病人收治狀況，論及救護車來回奔馳運送病人，卻找不到收治的醫院，最後有些病人被迫南送其他縣市；也論及有些確診家庭因為隔離之必要，正處於妻離子散的狀況，送醫困難；抑或是確診死亡個案必須盡速火化遺體，過程中家屬無法相見的悲慟；甚至是南送確診死亡個案更無疑是在這波猝不及防的疫情裡客死異鄉、家破人亡了。

語畢，主席深吸了一口氣，宣布暫停會議，休息十分鐘。因為這樣的描述太過驚心動魄、太血淋淋了。然而，它正是我們所處的像災難片一樣的真實世界。

如今，三個月過去了，疫情警戒降至二級，百業力拚解封與振興。但我永遠不會忘記這三個月，這個病毒考驗著我們的意志與應變能力，更試煉著人性，試煉著我們的恐懼與理性，試煉出人們的無情與無私。

我也永遠不會忘記，與我們同心站在疫情風暴中，逆風抵禦病毒侵襲的每個人，每個默默付出，不顧危險，夜以繼日照顧病人的醫護人員；每個在大熱天把自己包裹得密不透風，在疫情熱區的臨時篩檢站，近距離冒險採檢的同仁；每個在加強版集中檢疫所，承擔著大量確診照護而不敢回家的人；以及那些不斷突破檢驗量能，總在半夜傳來當日最後一批檢驗報告的醫檢師。是所有人義無反顧的傾力投入，擋下這疫情的第一波，才能使社會重回相對靜好的歲月。

在新冠肺炎疫情稍緩之際，亞東醫院謹以此書，記錄這段跌宕起伏的過程。人間的「幸」或「不幸」其實沒有一定，端看你如何看待它、面對它。感謝林芳郁院長那段期間的充分支持與授權，讓我得以站在巨人的肩膀上，帶領同仁飛過院感低谷，勇敢的接受挑戰、承擔責任。在逆風中颺起，我們要更保持警覺、戒慎恐懼，朝最好的方向努力。

前言

逆境重生再創顛峰：亞東速度寫下抗疫傳奇

受訪者　邱冠明院長
採訪撰文　邱莉燕

二〇二〇年起，這是一門全球人類的共同課題。

病毒很小，以奈米為單位，能增生、突變、置人於死地；它從被破壞的大自然中甦醒，釀成了距離人類最近、輻射範圍最廣的一次巨大災難。

染疫的時代，抗疫的社會，暴增的確診者致使醫療系統瀕臨崩潰，不當的傳染病防治政策讓更多人受難，經濟熄火，成千上萬人放起無薪假，生計嗷嗷待哺。新冠恐慌中，染疫者、密切接觸者、出現確診者的營業場所、發生院感事件的醫院，被獵巫心態汙名化。

天災已起，可怕的是它的猝不及防。人禍，則比天災更可怕，人們殞命無辜，令人痛心、惋惜和憤怒。

遭受巨大創傷的世界裡，幸好還有絕地逆襲，翻轉局面的希望存在，於是成為一頁傳奇。英雄總是受盡磨難，仍能憑藉堅強意志與能力，突破桎梏，脫離困境，並且不顧生命危險，全力守護團隊與救贖他人。

亞東醫院就是故事中的英雄。

見證每一個逆轉時刻

因為一位急診病人入院時沒有詳實告知自己的行動軌跡，在住院期間確診為陽性，最後導致院內二十六人遭受感染，醫院形象嚴重受損。

醫院一面努力處理院內感染事件、減災，一面將急診室挪至戶外，除了為在院內外動線上增加阻隔，更為了維持急診運作，設法收治雙北市排山倒海的確診個案，同時也大幅挪移調度院內資源，擴大成立專責一般病房與專責加護病房，以及全台最大的加強版集中檢疫所，收治當時無處可去的新冠病人。接著也扛下超大負荷的社區核酸檢驗ＰＣＲ與抗原快篩任務，以及大規模疫苗接種任務。

背後支撐亞東醫院像個不倒戰士般救死扶傷的，是希望一雪院感事件之恥的意志，以及身為醫學中心，醫療體系最後防線的使命，而最後，也終於在危機中締造出一樁樁超乎預期的逆轉奇蹟。細數這一波新冠肺炎大流行期間，亞東醫院所締造的「神奇紀錄」：

院感事件妥善設置防火牆，病毒無法擴散，於兩週後平安度過；

開設專責普通病房至一百四十五張床，使用治療輕症的單株抗體經驗，全國醫學中心第一；

開設專責加護病房五十八床，收治重症病人人數為全國第一；

新冠重症病患應收盡收，占全國的百分之十一，全國第一；

ＰＣＲ採檢量在疫情暴發前約占全國九分之一，全國第一；

一日快篩火線上的市場群聚感染，總計逾萬人，效率第一；

亞東醫護進駐負責全國最大的集中檢疫所，收治超過一千兩百位輕症確診者；

單家醫學中心疫苗施打服務，累計破二十萬人次，全國第一；

配合六十七歲以上長者疫苗施打作業，二十五位亞東醫師協作疫苗注射作業，創下單日完成一萬零三百六十九人的疫苗接種服務。

這些種種以「亞東速度」完成的幾乎每一件都是不可能的任務，就像奧運比賽一樣，取得單項冠軍已不容易，要取得十項全能冠軍，更是難如登天。亞東醫院能達成多項目標，拿下全國第一，是靠著全體同仁傾力合作所成，在一個複雜、擁有各種專科、專業背景人員組成的組織裡，每位同仁都必須願意打破藩籬的合作，也必須捐棄原有專業身段，跨界或跨階的完成任務，更何況還有接觸確診病人的風險要考量，能夠達到團隊整合與創造驚人實蹟，實屬難能可貴。

最重要的一堂課

危機之後，亞東醫院同仁們發揮極大的能量，反彈出後面一、兩個星期之內最高速的運轉跟操作，告訴我們，或許每件事情都有一體的兩面。

那段時間，從大量安排疫苗自費接種，到處理院感危機，到急診處湧來一波又一波的確診患者，再到社區需要大量篩檢與疫苗接種，亞東醫院彷彿化身為板橋土地公，有求必應，接到任務兩個小時內去場勘，四十八小時內完成動員，只是為了守護新北市民，守護自己不枉醫學中心的角色。

但締造每個「神奇紀錄」的夙夜晨夕，留下的感人瞬間實在太多。

醫護人員永遠是最後一個離開戰場的人。無論是進行檢驗還是疫苗注射，做完之後脫下隔離衣和口罩，素淨的臉龐總會留下花花的印記。打疫苗的手，被汗水泡到發皺。

或許，跟 COVID-19 病毒正面對決，內心有所害怕，但當意識到自己正在被眾人需要的時候，反而就會變得很勇敢。

事後分析亞東醫院，可以用一百種角度，三百種方式，一千堂學到的課，將所做的因應戰略分析得透透澈澈。只是，每一個在事後看來萬分慶幸的決策，在當時很可能要面對許多內心糾結、多次的反思辯證、激烈的內部震盪，才能落實。

內有院感事件，外有如潮水瀰漫全城的新冠病人，員工慌、床位緊、物資缺，要先自救，還是衝出去救更多人？

一般醫院的考量會是先保護好自己的醫院，停止接收轉移病人。但要是連亞東醫院這樣規模的醫學中心都拒收，更別提其他醫院，則新冠肺炎疫情擴散的風險恐將更大。

運用有限的資源做出最大的產出，叫做管理學。然而，當布置任務之際，不管人力、空間、各式各樣的資源，甚至外部捐贈等都相對有限時，亞東醫院想的是，「先有意志，再談資源」、「態度決定高度」、「態度決定我們整備的速度」，所以啟動過去積累的防疫措施，進一步發揮全院整備的力量，以戰略取勝，把劣勢的局面翻轉為大捷。

在免疫學的理論裡，病人自癒後，體內免疫系統會保存對這個病毒的記憶，當同樣的病毒再次入侵，抗體會被迅速召喚、集結，然後消滅病毒。亞東醫院抗疫的點點滴滴，勢必會成為台灣未來面對新興傳染病的免疫抗體，也會是傳染病防治最重要的一堂課。

第一部

疫情突襲：運籌帷幄下的復原力

院感事件猝然撲至，院內，啟動應變計畫，由邱冠明任總指揮帶領作戰，感管中心任幕僚軍師，展開疫調匡列隔離，胸腔內科與各內科系次專科共同投入新冠病患的治療，護理部負責安置關懷被居隔的醫護人員，院長室及祕書處則擔任軍令正確下達的重任。院外，勇於承接新北市交辦的任務，使命必達。

邱莉燕、劉宗翰◎採訪撰文

（邱莉燕：第一、二章，第四至七章；劉宗翰：第三章）

第一章

從被打趴到負重前行：亞東模式留名公衛史

受訪者：新冠病毒（COVID-19）應變小組邱冠明指揮官

曾經是，遠遠眺望他國的病毒風暴，不沾染塵埃。一失神，赫然發現身處風暴之內，能用的招，沒有比別人長進。

創院四十年的亞東醫院，升格醫學中心已十五年，是新北市民首選的醫學堡壘，前院長朱樹勳完成台灣第一例冠狀動脈繞道手術，人稱「心臟救星」。接任朱樹勳院長一職的林芳郁，曾是參與前總統李登輝心導管手術的「御醫」。兩人的嫡傳弟子邱冠明，執行超過六千例心臟手術，被譽為「台灣醫龍」，馳名亞洲。四十二歲便擔任亞東醫院副院長，打破台灣最年輕醫學中心副院長的紀錄。

亞東醫院名醫濟濟，在心臟醫學、重症醫療、癌症醫學、創傷處理、器官移植、顯微手術等，無一不致力於醫療科技的前端。

然而，到了二〇二一年五月 COVID-19 病毒入侵台灣，權威、菁英、專家，一個個被只有一條RNA單鏈的小生物打矇。亞東醫院暴發創院以來最嚴重的院內感染事件，總計二十七位病人、陪病者和醫護染疫。這件事標定了亞東醫院的轉捩點，它將記錄在院史上。然而，後續精采漂亮的化解危機，也將永遠被載入台灣的公衛教科書中。

風暴前的示警

五月十日星期一，風暴尚在遠方隆隆作響，亞東醫院照例召開院長室晨會。臨時動議時，邱冠明分享了一個不尋常的觀察，美國將台灣定義為旅遊警示第三級的國家。印度當時已連日新增逾三十萬確診病例，被列為「請勿前往」的第四級。全台從去年加總到五月十日也不過一百多例，竟然升級為「三思而後行」的第三級？他鄭重提醒與會眾人，一定有些不對勁。

這位天才外科醫師隱隱有所察覺，卻沒有意識到，這是一場疫情暴發的前兆。

五月十二日，萬華茶室工作者確診，中央流行疫情指揮中心緊急追蹤，在相關時間及地點出入這些場所的民眾。各醫院也接到了指示，再清查一次入院者有沒有萬華接觸史。隔天，亞東醫院開始回溯全院足跡，若有萬華接觸史者，逕行採檢。

查來查去，查出一位住在八樓胸腔內科病房（8D病房）的慢性肺病患者，送急診前去過萬華茶室。這還不是病人主動告知院方，而是病患女兒吐露的實情。二話不說，病人連同密切接觸者立即做核酸檢測（RT-PCR）。

為求嚴謹起見，政策規定第一次採檢陽性不能立即發報告，必須再進行第二次PCR確認，於是等到五月十四日的凌晨時分，檢驗結果出爐，確定該名病患是陽性確診個案。

當時天還沒亮，身為醫療副院長、院內防疫指揮官的邱冠明清晨六點才接到消息，嚇了一跳，火速集結同樣大吃一驚的感染管制中心的同仁，連忙加入戰「疫」，匡列、疫調、擴大採檢、分流、消毒環境。同步公告醫療業務降載，8D全病房即刻起「只出不進」。

之後又加碼一個動作，是通知全體員工無論正職還是外包人員，大家卯起來打AZ疫苗。於是就在五月十四日那一天，亞東醫院打破了前所未有的新紀錄，一天之內接種了一千一百位員工，院外也打了將近一千位，總共兩千零五十位，創下歷史天量。

一天之內施打的疫苗劑數，居然幾乎等於「新北第一針」在三月二十二日打進林芳郁的左臂算起，加總到五月十三日近兩個月的量，某種程度上，顯示著院內同仁的驚慌。

先前無論邱冠明如何耳提面命，這麼多人說不打就不打。一夕之間風雲變色，病毒是真真切切的出現在身邊了，大家知道院內感染的嚴重性，頓時心慌意亂的搶打疫苗。

負責診治照顧指標個案的急診與內科病房一眾醫師和護理師，當場被隔離，不必回家，也不能回家。邱冠明也立即召開一個緊急會議，快速進行危機管理，讓一線單位與後續支援單位盡速了解現況，串接資訊與資源。

會後，邱冠明的祕書蔡香君接到一個神祕任務，邱冠明請她進辦公室，拿出厚厚一包東西遞給她，蔡香君不明所以問是什麼，邱冠明請她幫忙拿去給8D病房的「阿長」（護理長），裡面是現金，要給那些臨時被隔離在醫院裡的同仁。因為他們突然被隔離，所有的生活日用品都要重新買過，身上可能沒有帶多餘的錢，「先拿這包錢去支應吧！」蔡香君領命，走出辦公室後數了數，有五萬塊，凌亂相疊在一起，顯然是邱冠明臨時去ATM分多次提領的，一包沉甸甸真實的暖意。

負面消息鋪天蓋地襲來

五月十五日，同病房染疫人數新增兩人，確認發生醫院群聚感染，氣氛頓時凝結，院內儼然有傳播鏈，疫情有可能擋不住了。

本以為亞東醫院的院內感染會變成當天各大媒體的頭條，沒想到被當天早上十點四十五分一則更重磅的新聞蓋過：雙北地區防疫升級為三級警戒！這說明了整個雙北地區的疫情，恐怕要有很壞的打算了。

隨著感染的追蹤繼續加速匡列，甚至部分醫護人員進入了PCR二採。由於雙北三級警戒，五月十五日至月底的自費疫苗接種全部被凍結，本來將近六千人預約了亞東醫院的自費接種（人數是當時全國醫學中心之冠）自然被迫取消，院方只好逐一用簡訊通知，向民眾致歉，取消所有的疫苗預約。

醫療迅速降載，除了直接衝擊醫院的營收，「動員」病人出院也遇到麻煩，尤其是加護病房的病人。亞東醫院被標列為院感事件，從亞東醫院轉出去的病人，其他醫院得用更高規格的防護來照顧，基本上不太被接受。隨即，新北市暴量的確診者，像潮水般湧進醫院，原本處理院感就一個頭兩個大的亞東醫院，怎麼可能還有能力加開新冠肺炎專責病房，收治新的確診病人呢？

五月十六日深夜，全院重症負壓隔離病床很快住滿了，病情急轉直下的新冠患者已經不省人事。生理監視器此起彼伏的嗶嗶聲，伴隨著插管抽吸聲不時傳來，讓抗疫的戰場顯得格外安靜。但這只是暴風雨下的片刻寧靜，五月十七日，更大的感染風暴即將呼嘯而來。

這一天早上八點，邱冠明召開應變小組會議，討論第二天加開十張病床是否可行，會議進行一半，同仁就發現電視新聞的跑馬燈秀出「亞東醫院驚見院感」的字眼，恐怕是有一些不清楚狀況的同事私下向媒體爆料質疑院方蓋牌，電視台的SNG車一輛接著一輛來，九點多詢問是否有人能出面說明，身為應變小組指揮官，邱冠明責無旁貸在十點半召開記者會。證實當時院內感染有七名病患、一名家屬、一名看護，一共九人確診，當下有記者尖銳提問：「亞東是不是要封院呢？」

接受完記者採訪，邱冠明旋即被董事長辦公室叫去開會，向董事長徐旭東、副董事長朱樹勳、執行長王孝一說明院感事件的危機處理。由於媒體一面倒的批評，邱冠明著實感受到長官們強烈的憂心，心頭上的壓力重上加重。

醫護零感染，失守！

沒想到八個鐘頭後，事態變得更嚴重。醫護人員PCR二採結果，竟然有兩位護理師由陰轉陽。邱冠明衷心祈望的「醫護零感染」失守，維護同仁健康安全破功，明明早上記者會上宣布沒有醫護人員感染，晚上立刻被打臉，這是他從醫生涯中最黑暗的一刻。新聞一經披露，沒人敢來看診，加上醫院規劃降載，昔日人潮洶湧一下子空空如也，堂皇大廳依舊，卻襯得無人的醫院更加孤寒。

邱冠明為人直率、務實，總是默默體恤一線同仁。當時規定，一級接觸者隔離，二級接觸者自主健康管理。前者乖乖進入隔離房，雖然沒有自由，但立刻不用上班。對比之下，有些自主健康管理的人會鬱卒，因為被歸類為風險對象，卻要繼續上班，還得每三天捅鼻孔採檢一次。同仁抱怨，他只能耐下性子安撫。

然而，來自戰友的暗箭最傷人。或許是來勢洶洶的疫情，讓所有人的情緒處於高張，當時8D病房全面提高個人防護裝備，卻有其他護理人員上臉書粉絲團爆料說「自己連N95口罩都沒有」；五月十九日台大醫院發生工務室多名員工確診，隨即進行全院八千人抗原快篩，亞東一名行政人員於是抱怨，為什麼台大能全員採檢，亞東卻辦不到？

一次次的意料之外，一個個困難、質疑與爭議輪番轟炸，不斷測試著這位人稱天才外科醫師的抗壓性。

院感事件猶如一場風暴，光是匡列接觸者這件事，就搞得人仰馬翻。五月十四日，感染管制中心按照原來的疫調指引自行匡列一級接觸者與二級接觸者，大約四十五人。疾病管制署和新北市衛生局接獲亞東醫院通報後，五月十五日晚上十點，派了防疫醫師前來視察，卻裁定要擴大匡列範圍，超過兩百五十人，名單中還包含六位胸腔內科醫師被匡列為一級接觸者，需立刻執行居家隔離。院方當下傻眼，因為如此一來，新冠肺炎最主要的照護科別之一，胸腔內科幾乎半數醫師要居家隔離，醫療量能立刻陷入緊繃，邱冠明的心都涼了。

防疫醫師主張沒戴護目鏡的人員，皆屬高風險族群，邱冠明當場指示拿出所有庫存的護目鏡，全院上下每人配發一個，不管任何職類，清潔人員、傳送人員全發，無論是正職或外包人員，所有人一律戴上護目鏡。

舔著傷、忍著痛，負重前行

為了讓醫療作業能夠運作，亞東醫院經由向中央流行疫情指揮中心專家諮詢小組召集人張上淳反映，院內的胸腔科醫師大多數都已經打了第一劑的AZ疫苗，擁有一定的保護力，匡列這些治療新冠肺炎病患的主力醫師，會造成人手不足，不利於疾病治療。五月十七日早上八點半，張上淳來電，指示匡列人數比照五月十四日即可，眾多醫護人員可以回到工作崗位，這消息令邱冠明鬆了一口氣。

豈料慶幸沒持續多久，當天晚上二採兩位護理師陽性，隔日重新匡列，再度回到兩百五十人居隔。就這樣不匡、匡、不匡、匡，反反覆覆來回折騰，邱冠明自嘲宛如洗了一場「四溫暖」。

連續數日忙著處理院內感染事件，接到政府公衛體系長官的電話，總是劈頭就問邱冠明到底怎麼回事？你們怎麼會這樣？能不能控制？後來態度大轉變，完全不提院感事件，只是一個勁兒的問：「你們還能不能開專責病房？」

新北市疫情「爆漿」了！每天好幾百例確診者，瞬間平了新北市的專責病房數水位，救護車載著新冠肺炎確診個案，病人喘著大氣，隨著救護車壓了三、四個鐘頭的馬路，卻找不到醫院可以收治。那一個個確診者彷彿在車流裡飄盪，載浮載沉，找不到停泊的港灣。

新北市衛生局快速成立了數個不同的 LINE 群組，邀請不同醫界人士入群，其中一個「空床群組」可謂哀鴻遍野，二十四小時不斷跳出訊息，列出確診病人病況，幾歲、是男是女、現在氧氣用到什麼程度、可能要插管、需要重症加護病房等等字眼，就這樣大剌剌跳在群組裡，等待著群組內有人出面「認領」。

同在群組內的邱冠明，感受差到極點，因為自己根本幫不上忙。這場疫病來得太過迅猛，可用的病房趕不上需求，院內的醫療量能已然繃到最緊。更何況，棘手的院感事件仍處於現在進行式，需要一面妥善處理。

有一次，邱冠明看見群組寫著一位病人的住址，具體到「板橋區南雅南路二段……」。亞東醫院就坐落於南雅南路二段，病人就在醫院旁邊，訊息寫得這樣赤裸，醫療需求如此迫切，邱冠明卻還是沒辦法回應：「I can take it.」因為亞東醫院的專責病房床位還沒準備好，那串再熟悉不過的地址，每個字都啃噬著邱冠明的醫者使命，啃噬他從未遺忘亞東醫院要「善盡社會醫療責任」的信念。

一邊跳脫沮喪，一邊迎難而上，他舔著傷、忍著痛，屢仆屢起。

逆風展現人生最高表現

不認輸的邱冠明，定下反攻策略，加倍衝鋒，首先就是騰出更多專責病床。五月十八日那一週最難熬，因為眼睜睜看著確診者沒病房收治而使不上力。但，這也是他使命感大爆炸的一週。以他對亞東醫院人力、資源，以及日常運作的熟悉度，他內心快速的盤算了醫院所有資源，開始催促同仁打破陳規，盡速「開病房」。當他以堅定的語氣，緩慢的語調，將重要決策重複講三遍的時候，代表著他對決策的把握與堅持。

五月十八日，亞東醫院先開第一個專責加護病房，是去年整備的十張病床；爾後克服萬難與同仁的疑懼，隔了七天，在五月二十五日再開二十張床。再隔三天，五月二十八日又開了十二張床。再隔兩天，五月三十日再開十六張床，一道道金牌指令下達前線。

開床速度愈來愈快，開出的床數愈來愈多，最後開出五十八床，成了全國開出最多專責加護病床的醫院，將近中央流行疫情指揮中心一開始設定醫學中心開設專責加護病床二十床額度的三倍。亞東醫院，就以這些床把守著全台灣百分之十一重症確診個案的生命，收治量為全國第一。

這件對台灣當時醫療體系量能整備至關重要的事，罕有人注意到，直到六月十四日，中央流行疫情指揮中心醫療應變組副組長羅一鈞，在臉書上點名感謝亞東醫院的戰神團隊，勇敢無畏承接了全台灣百分之十一的重症患者，並高喊：「請收下我的膝蓋」表達最高的謝意，外界方才知曉亞東醫院不僅已戰勝了院感危機，還默默做出這麼大的貢獻。

病床開得漂亮，追求高標的邱冠明卻還是忍不住對自己嚴苛。如果亞東不是在十八日到三十日前後十三天的時間，開出五十八床，而是在五天之內就開出五十八床，台灣的死亡率會不會更低一點？能不能避免更多悲劇？

亞東醫院幾乎所有人都站在風暴之中，逆著風，高強度的工作，展現了各自人生最具暴發力的表現，只是當情況還在一團混亂、局勢又變化太快之時，難免有人疑懼。五月十七日開會決議隔天要加開十張加護病床，有人問邱冠明需要這麼衝動嗎？二十五日，再增加二十張床，投入新大樓新設的內科加護病房收治，幾乎所有人都覺得有需要 all in 嗎？人力夠嗎？人員安全嗎？all in 之後若有損失，醫院能承擔嗎？

團結一心才是抗疫良方

聞名天下的羅馬騎兵是全軍的靈魂，帶領全隊前進攻擊，有著萬夫莫敵的威勢。特別的是，騎兵所騎的戰馬驍勇善戰，卻有一樣配套必定要戴上，就是戰馬的眼罩。因為無論一匹戰馬多麼勇往直前，一旦看見身邊的同伴後退，牠就會受影響。所以遮住馬眼，不讓戰馬分心，牠只能向前望。

領導亞東團隊，邱冠明說服同仁一一完成不可能的任務，「使命感」就是他的遮光眼罩。

每一個人都從私心著手，疫情如此嚴峻，每一個人都想要保護自己，但是同仁保護自己最好的方法就是與指揮官合作。無論是想保住工作、保住這個環境，或是想要保全自己、家人或團隊，最好的方法就是大家有一致的方向，整齊的步伐，像羅馬戰馬一樣，向著戰場與敵軍交鋒。

病毒的肆虐，彷彿一面鏡子，照見世相百態，人性黑白。

除了開出五十八床專責加護病床，亞東也開出了一百四十五張專責普通病床。在專責病房照顧新冠肺炎病患的醫護人員，有些人怕家人受影響而不想回家，總務人員四處尋找能讓這些專責病房同仁暫時安居的飯店時，又發生了喪人鬥志的狀況。飯店人員一聽到訂房的人來自發生院感事件的亞東醫院，立刻採取防衛的姿態，拒絕登記，隨即掛斷電話，赤裸裸的歧視這群醫護人員。多次訂房碰壁後不禁也令人懷疑，難道社會就是這樣對待站在第一線抗疫的他們嗎？

有時候，風暴的中心其實不在別處，而是在人們的內心。

堅守崗位照護病人的信念，像風雨飄搖中的燈芯一樣忽明忽滅，但眾人仍然圈手守護，堅持傳遞一絲絲正向的力量。就像亞東醫院憑著堅忍意志，克服人心疑懼、物資缺乏等困境，咬緊牙關開出一間又一間的專責病房，只為了多搶救一條人命。

面對不斷變異、傳染力更強大的 COVID-19 病毒，人類有把握戰勝這個看不見的敵人嗎？不知道。唯一知道的是，這注定是一場改變全體人類的戰爭。無論希望多麼渺茫，實力多麼懸殊，誰都不能退卻。

第二章

「醫學偵探」破解盲區：直球對決凶狠病毒

受訪者：感染管制中心廖俊星主任、李明玲組長疫情海嘯來襲，席捲全球一圈後侵入台灣，第一波前浪先撲到了台北市萬華區的茶室。當宜蘭遊藝場也發現確診個案的那一天，嗅覺敏銳的感染管制中心主任廖俊星就有預感，國門應該已被病毒攻破。宜蘭出現個案，表示瘟疫已在北部社區悄然傳播開來。

今年四十五歲的廖俊星，在台大完成感染科與感染管制的教育訓練，當時的主任，就是現在北區指揮官張上淳教授。廖俊星是全台灣醫學中心公認「著實厲害」的感染管制專家，不少醫院專程邀請他演講，進行感染管制教育訓練，同時長期擔任台北區傳染病防治醫療網諮詢委員，並協助指導新北市多家醫院的感管演習。中央流行疫情指揮中心醫療應變組副組長羅一鈞，則是他台大學弟。

然而，在超過一年的整備之下，自己任職的醫院還是在第一時間發生院內群聚事件。亞東醫院於五月十四日，一位已經來院四天的病人才確診罹患新冠肺炎。在匡列、疫調與檢驗後，短短時間內這個病人已經將病毒傳染給周邊的病人、家屬、看護、護理人員共二十六人。

亞東醫院迅速應變，依照疾病管制署的指導與計畫，還有全院所有人的努力，整個院內群聚事件在兩週後順利控制解封，群聚的病房也轉型成為新冠肺炎專責病房，在台灣的疫情高峰期間，轉守為攻。

從淪陷失守到新北之光

醫院群聚感染比之社區群聚感染，範圍集中可控，但是和同樣發生在固定場域的工廠群聚感染相比，卻棘手許多，因為醫院裡住了許多病人。這些病人一旦病毒感染，容易發生重症，同時，許多臥床病人仰賴看護或家人的照顧，這些照顧人力平時是醫療人員的好幫手，在疫情期間，卻成為病毒傳播的媒介。亞東醫院以細膩手段處理院感事件，既保全了集體，也照顧到個體。

從時間軸來看，自五月十四日胸腔科8D病房內一位指標個案確診，是風暴的起點，當下立即擴大篩檢，並凍結入院，病人只出不進。當十五日發現兩人以上PCR篩檢陽性，這個階段被定義為群聚感染，於是展開一連串的匡列、隔離措施，向關聯人士說明染疫情況，同時安排新一批照護人力接手8D病房的工作，讓原本8D病房的醫護同仁去居家隔離。同時往前匡列接觸者，發現這個個案在急診的隔壁床也被傳染，而這個病人被收治到另一個病房，於是除了8D之外，另外一個病房也在第一時間凍結進出。

與指標個案同病室的病人與家屬、陪病者染疫並不意外，因為他們生活在同一個空間，共用盥洗設備。但是五月十八日凌晨，兩名護理師第二次採檢轉為陽性，讓醫療人員著實嚇了一跳，因為護理人員都是戴著醫用口罩的，這代表這個病毒的傳染力真的很強。之後的環境採檢，就在指標個案房間採集到病毒。在不斷擴大採檢、匡列隔離、安排一人一室、開關病房、調派照護人力等，正確的處置方式下，令病毒傳播鏈成功被阻絕，五月二十四日8D完全淨空。接著實施轉型計畫，經過環境清消、確認採檢陰性後，二十七日，8D病房搖身一變，從失守病房改造為專責病房，專門收治新北市的新冠病人，曾經被居隔的護理人員光榮復歸，再戰COVID-19病毒。

這不僅是亞東醫院即戰力的象徵，更像是一個預兆，人類社會總有一天會找出與病毒共存的新常態。

坦蕩不遮掩，按部就班拆彈

不同於許多曾經發生院感事件的醫院，初期態度總是遮遮掩掩壓消息，亞東醫院採取了完全相反的做法，調查、匡列、隔離措施初步完成後，隨即向外界公開披露真相，勇敢面對公論。

五月十七日早上，通報院感後的第三天，邱冠明站在院外召開記者會，說明院感緣由和處置進度。廖俊星在一旁陪同，站在大太陽底下，始終緊皺著眉頭，緊張之餘還說出口頭禪：「大家懂這個意思嗎？」「大家懂那個意思嗎？」「大家懂我的意思嗎？」鏡頭前看來竟有點萌。

在那個時間，雙北共有六家醫院發生群聚感染，亞東醫院是第一家發生院內醫護感染的醫院，且感染人數還是當時最多的。毅然公開「家醜」，有損醫院形象，但有助於防疫，因為可迅速減少人流密度並提高所有人的警覺，少有醫院敢冒這樣的風險，不少同仁都覺得自家醫院很有勇氣。醫院沒有生病的權利，在疫情不斷升溫的情況下，還是要負重向前，扛起新北熱區的醫療責任。

二〇〇三年ＳＡＲＳ的和平醫院封院，儘管引起很多爭議，但事後公衛專家與醫界的檢討，給台灣留下寶貴資產。疾管署訂定了大規模院內集體感染事件的標準作業規範，厚厚一疊，且規定各醫院每年必須照表實地操練一次。相關制度還曾吸引中國派員來台取經。

院感事件的處理流程，步驟大致可歸納三個環節：

第一個環節，管控傳染源；

第二個環節，切斷傳播鏈；

第三個環節，保護容易感染疾病的人。

說來簡單，執行起來卻環環相扣，十足考驗著主事者的細膩安排。光是具體的作為，就包括醫療服務業務降載、嚴格管制人流出入、清查院內感染情況、啟動疫調追蹤、人員匡列隔離檢驗、環境清潔消毒採檢、重劃院內區域及動線、通報衛生主管機關等。而且這麼多工作，幾乎要在同一時間推展，很難不手忙腳亂。

遵照著衛生主管機關的指引，或許，所有院感事件處理流程都大同小異，而亞東醫院這次的排兵布陣特別精準，以疫調為前哨，自隔離與採檢兩翼包抄，再直取治療確診者為大軍主攻，最終成功阻斷了病毒的傳播鏈。

只是，在病毒露出獠牙入侵醫院的瞬間，該有的慌亂，亞東醫院也不能倖免。

突如其來的院內感染，院內不管任何職類的人員，都像是失去方向般瘋狂的問：「我該怎麼辦？我要怎麼做？」即便每年全體員工都會接受感染管制的基本課程訓練，甚至「新冠病毒（COVID-19）應變小組」從二〇二〇年便安排過多次演練，反覆示教穿脫個人防護裝備。但當病毒就在身邊時，不少醫護和員工還是恐慌得忘記這些SOP，不知所措。

混亂的時刻，醫院事件指揮系統（Hospital Incident Command System，HICS）架構下的相關演練，無疑是風暴中的明燈。其中，廖俊星帶領的感染管制師（簡稱感管師）團隊，發揮安定人心的作用，指引各單位回過神，拿出演習的劇本，回想受過的感管演練，期待每個人盡速進入自己應該扮演的角色，了解自己的職責。後來感管師的說明逐漸「發揮功效」，安定了各單位一開始的浮躁與不安。

讓每一隻病毒無處藏身

李明玲是感染管制中心組長，多年前因為工作輪調接觸到感管領域，過程中慢慢產生了興趣。從完全陌生到漸漸喜歡，考上感管師，一待就是十七年。

五月十四日，發現院內確診個案後的每一天，李明玲上班都感覺像是在鋼絲上行走。因應疫情，辦公室裡增設九台電腦，感管中心原有六位同事，在這段期間額外徵用十二位同仁協助。

感管師的工作，就像時時刻刻拿著放大鏡的「醫學偵探」般，細細探勘確診病患、陪病者和密切接觸者的病史、接觸史、旅遊史。感管師的天職跟醫師一樣，致力於從病魔手中搶回人命和健康，若有一個盲區沒追蹤到，災難就沒完沒了。

疫調，堪稱地表最繁雜瑣碎的工作。李明玲的疫調，時間上必須精細到分鐘。譬如第一例指標個案，追蹤到他是五月九日早上六點五十分入急診。地點上須準確標出位置，像是指標個案曾在急診哪一區停留。病史調查上要問得出，原來急診治療期間曾有兩位放射師幫他做過X光檢查，加上醫檢師做心電圖檢查，這些人一律匡列為第一級接觸者。

不僅調查指標個案，與指標個案同病房的，還有三十九個病人跟三十八個陪病者，他們的全部病歷資料和接觸史疫調，同樣要快馬加鞭，鉅細靡遺在當天之內統整完畢，送交衛生局。他們要抓出每一隻病毒藏身的地點，哪怕有些地點的機會是多麼的渺小。

當五月十八日發現有兩位護理人員二採陰轉陽時，同樣繁瑣的流程再來一遍。但調查對象是自己的同事，更感到心酸與不捨，因為知道她們工作期間的忙碌與付出，所以醫院從來沒有責怪過任何一位院感事件的同仁。

匡列隔離時，最糾結的是解釋原委，要跟病人、病人家屬說明為何他們會被匡列隔離採檢，包括關聯事件中的醫師和護理人員，因為在那個時間點兵荒馬亂，醫護人員都會害怕，民眾也怕，有的看護甚至拒絕隔離，想逃離醫院。

醫護同仁對匡列隔離的反應，更是天差地別。有人收到居隔單乖乖被關，有醫師自覺防護良好，申請早日結束自主健康管理，回院照顧病人。也有人明明只是偶爾經過8D病房，也主動要求匡列，令人啼笑皆非。

專責普通病房和專責加護病房的進出動線、醫用物資輸送路線，必須清楚劃分乾淨區和汙染區，並確保同事能夠牢記在心。那段期間，廖俊星用雙腳走遍醫院每個角落，經常，迎面走來一人是邱冠明，做著同樣的事，雙方巧遇不禁失笑：「原來你也來這裡。」

被忽略的角落

處理院感事件，當然有各種不為人知的難處與不易，各種「人與人的連結」也出乎意料之外。

夕陽斜照進8D病房的陽光室，大片落地窗和獨立小沙發，溫暖宜人，舒緩了醫院內的肅殺，是陪病家屬透透氣的好所在。誰也沒想到，這裡會成為「一傳二十六」的媒介。

在調查個案接觸時，其中有一位是臥床病人，根本沒有「足跡」可言，為何與他隔了數床的另一位病人，甚至隔了好幾個病房、距離遙遠的臥床病人，都被驗出陽性呢？

最後謎底揭曉，原來是臥床病人的外籍看護，是另一位臥床病人的好姐妹，常相約到陽光室聊天吃東西，又在陽光室遇到其他外籍看護，變成了好朋友，所以病毒如骨牌效應般傳播開來。

陽光室本是醫院的美意，經過院感事件後，一直關閉至今。疫情永遠改變了醫院的某些空間設計意識，以及陪病文化的生態。

讓廖俊星感慨萬千的是，在那些院內被忽略的角落裡，一群社經地位不高的弱勢族群。他們是外包的清潔人員、傳送人員、警衛，他們低頭擦拭地板、桌面、電梯扶手，面貌模糊，若是遇上疫情，經歷的苦楚往往比一般人更深。當亞東醫院為全體員工施打疫苗時，這群人的疫苗施打率非常低，深入了解後才發現，當中有些人根本沒有健保，原因可能是欠費等因素。經過醫院的安排，最後順利全面在五月中接種疫苗。

院方也發現他們常在樓梯間吃飯，在邱冠明的指示下，每個單位都幫忙安排他們休息用餐的空間，在疫情後期，也和所有同仁分享外界捐贈的餐點與物資。

兜兜轉轉的救護車

困難還在於防疫事務的倍數飆升。這次院感事件，總計病人、家屬跟陪病者匡列四百五十六位，員工匡列一百六十九位，統統需要追蹤動向，而且法定傳染病「疑似新冠肺炎」通報數量暴增，本來一個月通報量是兩百至四百筆，從五月十三日開始每天高達兩百到一千六百八十筆，感管師必須逐筆上疾管署網站登錄資料，平常通報一筆至少要花五至七分鐘，疫情高峰期根本通報不完。慘的是，還碰到全國通報量大增而讓中央系統當機，螢幕上轉圈圈的畫面讓人等得心焦。

感管部門的工作不是局限於處理院感事件，還有一項重大任務，要對接新北市衛生局轉介院外新冠病人到亞東醫院。長達十餘日，新北市每天確診者皆超過兩百人，運送病人的救護車整日在各大醫院間兜兜轉轉。

廖俊星與感管團隊的壓力，第一階段是院感，第二階段是面對暴量的醫療需求。本土個案超過十天單日破百例，個案數不斷增加，急診壅塞，病房滿床，無止境呼喊著醫療照護人力吃緊。由於感染管制中心是醫院對外聯繫的窗口，六位感管師不斷接到求救電話和訊息，一顆心在人性面及理性面拉扯，有時真的得狠心叫救護車等到有空床時再送病人來，心裡祈禱病人一定要撐住。

當時有一個個案，格外讓人覺得揪心。

救護車：「有一位陽性小朋友需要就醫。」

感管師：「誰陪他來呢？」

救護車：「他自己坐救護車，因為爸爸帶另外三個小孩在集中檢疫所居隔。」

感管師：「那媽媽呢？」

救護車：「是單親家庭，沒有其他家人了。」

單獨就醫的小朋友，只能孤零零住在亞東醫院的隔離病房。

救護車：「有一位居隔者有症狀要就醫。」

感管師：「居隔原因呢？」

救護車：「接觸媽媽，媽媽是確診個案。」
感管師：「媽媽住在哪家醫院呢？」
救護車：「媽媽過世了……。」

令人悲傷的是，家戶感染，很可能背後代表著一個家庭，說散就散了。

默默奔波的前線戰士

感管中心傳染病通報一天的數量，相當過去一個月以上的數量，感管師們接電話、打電話的次數，恐是個人過去二十年的總和。

李明玲的手機從早到晚一直響，從來沒有停過，一打開就是幾千封的簡訊。她統計了一下，從五月十二至三十一日，感管中心平均電話量是每天四百三十九通，四支電話由六位感管師輪流接聽聯繫，每人至少日接七十三通。每天早上從八點工作到晚上十一點，電話量才稍微減少，十一點之後才有時間處理文書工作，因為每位住院病人都必須要進行「法定強制隔離治療」與「解除隔離移送」的行政流程通知書開立，忙到半夜兩、三點是常態。

所有人都處於聲音沙啞的狀態，喝枇杷膏、呑喉糖根本沒效。即便喉嚨嘶啞，還是堅持著繼續講話，因為每一通詢問的電話，不僅可以回答疑惑，還可以安撫民眾的不安；每一通就醫的轉介，就是讓病人有醫院可去，讓就醫不再只能是急切的盼望。邱冠明知道她們的辛苦，親自到辦公室跟她們說謝謝，還送來小蛋糕。內科加護病房主任張厚台事後得知，開玩笑酸虧她們都有吃過院長室送來的點心，她卻從沒享受這種待遇。

其實，她們根本連吃飯都顧不上，有家也回不了。李明玲總是早上拿了一杯咖啡跟一個麵包放在桌邊，直到晚上才吃掉。六位感管師家也不回，因為處理疫情，要看採檢結果，一發現陽性個案馬上安排轉到專責病房收治，資料和電腦都放在醫院，只好綁在醫院安頓和協調事宜。

稚齡的女兒天天傳簡訊給李明玲，問她今天回家嗎？好久沒看到媽媽了。李明玲總是突兀的以一、兩個字簡短回訊：「不！」「不會！」老公打電話來說女兒想跟媽媽講話，她斷然拒絕。並不是因為絕情，而是怕聽到女兒的聲音會想哭，也不敢用視訊交談。沒有說出口的，是謝謝最愛的家人對她工作的理解和支援。揮別風暴後的現在，終於可以哽咽著跟家人訴說當時的壓力和委屈。

李明玲當初選擇進入感管這一行，完全出於使命感，心知本來就會在未來的某一天直球對決疫情。只是當群聚感染真的伸出魔爪呼嘯而來，說不恐懼是騙人的。但過去的養成不允許她因壓力大而崩潰，只能扛起來，咬牙把事情做完。

在這場沒有硝煙的戰場上，感管人員是一群默默奔波的前線戰士，為了大家，暫時捨棄了自己的小家。

災難，或許要考驗的不是我們多能抗壓、專業能力有多強大。而是做為被愛與責任滋養過的我們，因何抗壓，因何強大。這一堂課，幫我們尋回了失落已久的同理心與善。

第三章

超越病房的實體距離：從科技運用看見溫情

受訪者：胸腔內科王秉槐主任

突如其來的感染事件，讓亞東陷入創院四十年來的最大危機！除了肩負起院內感染把關重任的感染科，最受關注、風險最高的科別，首推胸腔內科。

原因是，新冠肺炎與其他肺病症狀雷同，病患都會胸悶、咳嗽、呼吸喘，增添醫師的判讀難度；且肺病患者身體都很孱弱，需費心照料，照護風險相對較高。

一時間，輿論壓力伴隨病毒湧入亞東，8D病房更成為熱議焦點。因為院感事件的首位確診者，就是出現在胸腔內科病房。

胸腔內科主任王秉槐對於可能面臨的考驗，早就了然於心。但院感事件，還是讓行醫超過二十年，治療過上萬人次病患的他，心力交瘁。

事件發生後，首要課題是如何迅速止血，「新冠病毒（COVID-19）應變小組」指揮官邱冠明，除了安撫同仁，也連忙找上王秉槐等各科主管商討對策，「誰會被隔離？誰可以繼續照顧病人？」大家陷入抉擇。

畢竟對抗新冠肺炎，不可能沒有身為「肺炎剋星」的胸腔內科醫師吧！應變小組馬上取得共識，決定先匡列第一級密集接觸者（二十四小時內曾與病患接觸達十五分鐘的主治醫師及護理師）。但隔天，醫院為了杜絕所有可能的傳播鏈，決定提高匡列層級，連同王秉槐在內的六位主治醫師也要停止上班七天，這形同胸腔專科幾乎「清零」，讓早已艱困無比的醫療量能，雪上加霜。

身為新北市最重要的醫學中心，絕不能在此關鍵戰役缺席。「這是再次考驗『亞東速度』的時刻！」邱冠明當機立斷，迅速打破各科、各職類的藩籬，充實專責區的抗疫陣容。

於是短短三天內，心臟、腸胃、腎臟、新陳代謝、腫瘤等其他內科，紛紛啟動了斜槓模式，頂下專責病房照護重任，危難時同袍紛紛情義相挺，讓胸腔內科團隊能稍作喘息，一解燃眉之急。

冰冷的3C傳遞溫情

居家檢疫期間，王秉槐憶起年輕時在台大醫院，也曾面臨SARS風暴。當年即使台灣的公衛知識稍嫌不足，但只要做好上級交付的任務即可；而今，身為胸腔內科主管、專責病房照顧組的一員，又是第一線作戰單位，得一肩扛起管理、溝通之責。

雖然無法到前線指揮，王秉槐仍每天透過通訊軟體與同仁聯繫，但工作效率始終比不上實地操盤，他焦急的希望能盡快解隔離，返回醫院打仗。總算熬過七天，他迅速重回崗位，熟悉的戰場早已遍地烽火，確診者一個個送進來，大家疲於奔命，只能靠意志力苦撐。

許多病人從原本還能說話，短時間內惡化到需插上呼吸器急救，甚至短短幾天就回天乏術，家屬心中的掙扎與不捨、恐懼與無助，讓早已累垮的醫護團隊偷偷掉淚。

最令王秉槐感到殘酷的，是病毒阻隔了「親情的道別」。由於許多家屬本身也被隔離，無法見到親人最後一面，所有病況只能透過電話傳達，連簽一紙病危通知書、DNR（不施行心肺復甦術）同意書，都要透過電郵或傳真來回溝通，這對已經疲憊不堪的家屬來說，是何等殘酷的事。

在這段抗疫的過程當中，王秉槐也感受到醫病關係的改變。原本冰冷的3C產品，反而成為傳遞情感的工具，他深感：「病室隔間不是距離，從科技運用中看見溫情！」

由於人身自由被限制，手機成為解釋病情、關懷家屬的必需品，醫護人員也會跟病患家屬開群組，主動關心、陪伴。許多家屬因為無緣到病榻前跟親人道別，護理師甚至用手機開啟 Google Meet（視訊會議軟體），讓分隔兩地的家人「遠距道再見」，點點滴滴，都讓見慣生離死別的王秉槐為之動容。

當危機降臨時，人心格外脆弱，王秉槐體會到「醫者仁心」的重要性，因此，他堅持保有見醫率（見到醫師的比率），每天必定到病房噓寒問暖，除了解釋病情，也為病患打氣。而他也要求同仁確實記錄填寫各項重要數據，詳列病人治療過程，以利交接班時迅速進入狀況，讓醫病關係更順暢。

沒有神藥，只有對症下藥

對於肺炎的治療，王秉槐早已駕輕就熟，但 COVID-19 病毒確實狡猾，在進入人體後，會在短時間內造成非常厲害的發炎，後續診療相對棘手。染上 COVID-19

病毒，肺部可能會遭受重大傷害，病人一旦有明顯不適（胸悶、咳嗽、呼吸喘），血氧濃度小於百分之九十四，就屬於中重度症狀。這時醫師會施以類固醇、IL-6抑制劑治療，兩者均能有效降低呼吸衰竭的風險及死亡率。

而瑞德西韋（Remdesivir）也是治療的常見藥物，但該藥經媒體渲染，被炒作成「新冠神藥」，許多家屬紛紛催促醫師開立，讓王秉槐感嘆「病毒雖可怕，也不該病急亂投藥」。因為瑞德西韋有使用時機，在病程一開始、Ct值較低（病毒量較高）時，使用效果較佳。不實的謠言，徒增家屬的焦慮感，也讓醫護耗費更多心力解釋，唯有對症下藥才是正途。

隨著重症人數遞增，王秉槐和照顧新冠病人的同仁們，都希望能堅守專責病房這道關卡。因為這裡沒守住，下一步，就是往加護病房送，勢必增加重症照護的負擔，更可能會壓垮整間醫院的量能。

而中重症患者可能迅速惡化成危重症，出現急性呼吸窘迫症候群（ARDS）、心律不整，甚至多重器官衰竭。醫師面對缺氧重症患者，會提高氧氣濃度及流速來矯正缺氧狀態，如果仍無法維持呼吸及氧氣，在以往沒有人稱「救命神器」的高流量氧氣鼻導管（HFNC）這個緩衝治療的選項時，就是要緊急氣管插管，使用人工呼吸器。

根據國外這一年多來的研究跟使用經驗發現，HFNC可以提供相較於傳統氧氣面罩更高的氧氣流速，避免一部分病人的插管治療。這不只是減少病人插管的不適，同時因病人插管勢必會有飛沫噴濺的情形，讓醫護人員的染疫風險升高。有了HFNC，不只對病人更友善，也能大幅降低照護時的危險性。

此外，加護病房團隊會採用被稱為「超人姿勢」的俯臥治療（proning）來治療重症病患，幫助其肺部擴張，獲取更多氧氣量，也有利排痰、避免呼吸道阻塞。執行這項任務，每次得至少動用四名護理師，協助病人翻身，但大家都甘之如飴、毫無怨言。院方也徵調全院共十四台高頻震盪拍痰機到加護病房，輔助拍痰任務，減輕照護者負擔。

「唯一不變的事，就是每天在變！」這場光榮戰役，胸腔內科與其他專科一共照護五百多位新冠病人，海嘯顛峰時期，不僅照護專責病房的病人，也治癒了許多非新冠肺炎的病患。

「亞東速度」振奮人心

院感事件後，王秉槐不禁想問：「這究竟是福還是禍？」因為疫情暴發之初，應變小組的最大難題是「沒有床」，必須盡快醫療降載，但推動難度頗高。而亞東身處疫情震央，踩到了地雷、受了傷，但當環境逼著大家改變、不改變就會死亡時，改變就非常快速，全院才能齊心協力，在短時間內達到醫療降載，讓他以身為亞東人為榮。

而院內各科別同仁的馳援，更讓王秉槐心懷感激。大家眾志成城，打了一場艱辛的戰役，讓胸腔內科不孤單，這宛如上帝賜予的禮物，亞東雖經歷磨難，卻獲得更多。

走過新冠風暴，王秉槐最掛心的還是家人。即使在三月初已打過疫苗，仍很擔心因為自己的疏忽，讓無辜的家人染疫。尤其他在去年底剛大病初癒，妻子也有慢性疾病持續治療中，更讓他體悟到健康無價、平安就是福。

「我雖然行過死蔭的山谷，也不怕遭受傷害，因為你與我同在；你的杖你的竿都安慰我。」王秉槐以《聖經》詩篇梳理自己的心情，他想告訴每一位病人：「You are not alone，請安心接受治療，充分信任醫療人員，亞東會永遠與病人站在一起！」

病毒雖然衝破「亞東防線」，但醫療團隊不是頹然喪志、坐困愁城，而是快速整軍、綿密布局、修正缺失，甚至短時間加開到五十八床專責加護病床，超過指揮中心規定上限，貫徹了「亞東速度」的精神。

亞東團隊的努力與付出，讓所有的質疑與指責，迅速轉化為掌聲與榮耀，重拾了全民的信心。

第四章

病毒激發的凝聚力：「寶寶群組」圈起同袍愛

受訪者：護理部周繡玲主任、洪嘉蕙督導、8D蔡翠華副護理長五月十三日這一天，胸腔內科8D病房的副護理長蔡翠華望著桌上的資料和講義，在腦海中演練如何穿脫全套防護裝備。以為疫情將永遠停留在演練階段，沒想到第二天，演練立刻變成現實。本在休假中的她，突然被院方召回，因為亞東醫院發現了院內第一例的確診個案，且在確診前已經在院內停留四天，足以造成院內其他人感染。

8D病房，從此每天上演著未知，未知的病情、未知的死亡、未知的未來。

蔡翠華雖然沒有被匡列為一級接觸者，但也在回院後的第一時間執行PCR採檢，監測體溫，接受疫調，沮喪不安的心情湧上心頭。

五月十五日還在自主健康管理的蔡翠華依舊上班，但常規工作幾近停擺，改成蒐集病人病史資料。太多病人要詢問足跡史，並為確診個案接觸過的所有病患做PCR篩檢，工作量意外增加許多。

當下院方的緊急處置，是要求8D病房相關的醫護人員，凡是曾與確診個案於二十四小時內，在兩公尺內近距離接觸累計達十五分鐘以上者，一律列為第一級接觸者，匡列隔離。

當照護者被隔離

由於疾管署和新北市衛生局派員前來協助，主張擴大匡列，裁定拉高隔離門檻，第二級接觸者等同第一級接觸者，指標病房全病房匡列，瞬間，不是第一級接觸者的蔡翠華角色逆轉，從匡列病人變成了被隔離的高風險對象。還來不及告訴家人一聲，換洗衣服也沒帶，就住進了由病房改成的隔離房。

沮喪不安升級成恐懼，蔡翠華不知道自己會不會確診，不斷反覆回想那幾天有沒有哪個防護環節做不到位，害怕自己被 COVID-19 病毒「附身」而不自知。如此輾轉折磨的心情，不只蔡翠華有，而是一眾被匡列居隔的醫護人員共同的心境寫照。

情況從來沒有最糟，只有更糟。全院苦苦等待ＰＣＲ報告煎熬至五月十八日，兩名護理人員確診陽性，頓時整個醫院炸鍋。

管轄護理部一千六百位護理師的主管、護理部主任周繡玲，聞訊的反射動作是充滿了對染疫同仁的不捨，自始至終從沒想過要責怪任何人。其實早在院內出現確診病人之際，同步也升級了關聯事件護理人員的防護裝備，協助護理師全方位護衛自己。

進階版的防護裝備，包括戴上外科口罩和N95口罩，外加護目鏡，身穿俗稱「兔寶寶裝」的白色連身隔離衣，再套上雙層手套，外層再加一層防水隔離衣，還有髮帽與鞋套，全身包緊緊的照顧病人，把每一個病人都當成確診個案般的防護。著裝完畢，還要兩兩相看幫彼此確認。

護理部督導洪嘉蕙被任命為8D病房的現場指揮官，當時的8D病房就像戰場，住院病人需要持續治療，還要安撫焦慮不安的外籍看護和照服員，病人家屬的電話響個不停，加上原來的照護動線已不合時宜必須重新規劃……百廢待興，人心惶惶。

洪嘉蕙穿上隔離衣，帶領臨危受命前來支援的外科護理師走進戰場，她告訴自己：「務必保全這些護理師！」每天都亮出「鷹眼」幫大家檢查全套防護是否到位，哪怕是一根頭髮露出來，也會被她糾正。一位護理師忍不住對她說：「學姐，我從來沒看過這樣嚴格的你。」

豈料，一位網友自稱是「8D護理師」，在臉書社團「我是板橋人」上爆料，表示自己在風險最高的胸腔內科病房，卻僅戴外科口罩，連個N95口罩都沒有。貼文進一步被媒體延伸報導，渲染成「亞東8D病房護理師血淚告白」，中傷醫院形象。

周繡玲看到這則新聞時，直呼絕對不是事實。溫柔如她，反過來自我檢討，是不是揭露訊息不夠明確，所以讓護理師有N95口罩準備不夠的感受？

解決之道就是資訊公開透明，周繡玲跟負責感管的醫師提出要求，臨時製作出「嚴重特殊傳染性肺炎醫護人員防護裝備建議」一覽表，明確列出各單位的著裝標準，並按照接觸風險的高低，分為：一般門診採N95口罩、面罩與隔離衣；急診防護裝備為N95口罩、手套、雙層隔離衣、髮帽和護目裝備；而執行住院疑似病人常規醫療照護的收治病室或是專屬區域，還有救護車等人員，皆為全套防護裝備。

當不正確的資訊得到公證，不實指控不攻自破，也就沒必要再向外界多做解釋了，還有更多更急迫的要務等著周繡玲，恨不得把自己撕成兩半來用。

貼心關懷，安撫不安心靈

亞東院感事件中，院內員工總計匡列一百六十九人，隔離五十六人，人人懊惱煩躁情緒低落。眼見親愛的醫護團隊將一一隔離，護理師首先傷腦筋的是如何整備她們的隔離居所。不願同仁分散住到各地的集中檢疫所，周繡玲率先盤點醫院宿舍的空房數量，同時卸載外科病房改成一人一室的隔離套房，供護理同仁入住，部分則依其自行可安排的居隔條件外宿。

這些隔離的同仁一人一室被單獨「關著」，不能放任孤獨和不安啃噬他們，周繡玲特別成立了一個「居家隔離寶寶群組」的 LINE 群組。在周繡玲的心中，他們都是寶貝，如果沒有照顧好他們，真覺得對不起他們。她在群組裡主動發言：「每天為各位禱告，希望你們能夠安全的解隔，這就是我最大的期待。」

周繡玲常親自打電話關心每個人，詢問體溫、身體有沒有症狀，或覺得哪裡不舒服，任何需求都能提出來商量，展開從身體到心靈盡可能周全貼心的照顧。

護理部督導們為每個人造冊，在表單上確切記錄下每人疫苗施打狀況、有無投保防疫險，仔細填寫每個人每天的體溫、生理不適、生活起居等事由，還有家屬關懷需求，以及後續追蹤建議，資料細到無微不至。

每日有專人送三餐，由護理部向院方爭取免費提供，伙食有時好得不像話，譬如酸菜白肉鍋加上剛出爐的麵包，惹得「寶寶們」紛紛擔心解隔出來會胖一圈，開玩笑說會卡住門出不來。

一個小插曲是，當院方為同仁訂餐時，偶爾會遇到店家拒絕送餐到亞東醫院，只好勞煩專人遠遠跑一趟。

長官不只關心被居隔的護理同仁，也親自打電話向他們的家屬關懷致意。就像最初確診的兩位護理人員，已經打過電話回家報平安，周繡玲還是親自撥通了兩人家屬的電話。

「我是亞東醫院護理部主任周繡玲，您的女兒現在因為PCR採檢驗出陽性，但不用擔心，她沒症狀，隔離在醫院裡面，我們把她照顧得很好。」

「你是不是詐騙集團啊？」

「我不是，您的女兒才到亞東醫院服務三個月，我是從您女兒那裡得知您的電話。」

「有的，我女兒之前有打電話回家跟我說隔離這件事，謝謝主任關心。」

「××媽媽，您有沒有任何需要我們協助的？」

「我女兒確診，我也被匡列居家隔離，但我還沒接到通知，主任知道我要到哪裡去驗PCR嗎？」

「可能是最近通報個案實在太多，衛福部還來不及通知。」

「我很怕，很擔憂自己確診。」

「那我幫您告知院內的感管師，請他做為窗口，通知衛生局來替您做疫調。」

姐妹扶持，攜手掙脫魔掌

隔離中的醫護，心理壓力是外界難以想像的。她們擔心自己會被責難是不是沒守好第一線，才造成破口？有隔離同仁在電話中，自責的問洪嘉蕙：「是我們的錯嗎？」洪嘉蕙忍住酸楚，總是勸大家不要這樣想。沒有人希望院感事件發生，但是遇上了，就要勇敢應戰。院內的心理師也常常提供心理支持，平撫大家內心的創傷。

五月三十日零時零分，所有匡列隔離的「寶寶」歡喜解隔，無人受傷，慶賀成功脫逃病毒的魔掌，只有一位在第五次採檢後由陰轉陽，增加隔離數日。

就在解除隔離的前夕，「寶寶群組」上傳來一則訊息：

各位8D的正妹，午安！剛接到電話通知8D自下週一清空後消毒，並要施工改成新冠專責病房，想問大家隔離結束後回去工作的意願。請大家一定要回覆，如果無意願，護理部會安排到其他單位，私LINE我，謝謝。

護理長林淑惠事先調查她們經過院感事件後，是否還願意重回工作崗位？面對染疫的恐懼，這群即將解隔的護理人員，幾乎一秒都沒猶豫，全數願意歸隊。一位護理師義無反顧，願意回來跟著團隊一起照顧病人，信心來自於，復歸後，照顧的確診者是在明處，不像之前的８Ｄ病房病人狀況未明，豪氣萬千的她說，願為８Ｄ活，也願為８Ｄ戰死沙場。

另一位資深護理人員也在群組說，對抗病毒，沒有人可置身事外，未來若再回到原單位服務，更要加倍防護，防堵再一個破口出現。共生共榮的一席話，成功凝聚了同儕的向心力。

重回工作崗位的住宿安排，醫院考量得非常完備。由於歸隊的護理人員最介意的是，憂心會將病毒帶回給家人，於是護理部整備五間病房成兩人一室的套房，住滿了還可選擇住在院方免費提供的醫護防疫旅宿。

碰到院感不一定只能封院認輸。從周繡玲、洪嘉蕙，到蔡翠華和居隔的亞東醫護，漂亮示範了隔離醫護從危機到轉機的巧妙處置，他們是台灣院感事件史上的先行者。

第五章

院感解危的經典教材：貫徹十大戰略逆轉勝

受訪者：院長室簡嘉琪高專、祕書處蔡香君祕書因為院感事件，亞東醫院門診熙來攘往的情景不再，冷清得不像一家醫學中心，週六門診也按下了長達四十五天的暫停鍵。

好消息是，隨著疫情趨緩，終於在七月的第一個星期六起，恢復了睽違已久的週六門診，捷運連通道也在指揮中心調降疫情警戒標準第二級前，因為七月二十四日氣象局發布烟花颱風海上颱風警報，考量夜半雨勢劇增，民眾來院看診及接種疫苗的安全，而提前重新開放，夜間門診則從八月二日起恢復服務。

一切，有一種苦盡甘來的欣慰。

戰疫成功的背後，得力於有效的危機管理，以及能在混亂中制高著眼整個局勢，妥善整合與配置人力及各項資源，並且敏捷、務實的快速制定應變計畫與方針，才能有效降低威脅與風險，與危機降臨時所導致的損失。甚至在危機發生的當下，即能以宏觀且長遠的戰略目光，為未來制定復原計畫，沉穩的帶領團隊脫離戰場泥淖。

回顧整起院感事件，五月十四日，亞東醫院暴發了創立四十年來最嚴重的院內感染事件。一位住院病患隱瞞萬華足跡，造成其他病患、醫護和看護等共計二十六人感染。院方立即啟動危機管理機制，首先設立停損點，公開資訊並且妥善處理媒體公關，縮減院感事件的衝擊。其次提高反應系統，啟動全院共同施救。第三隔離危機、處理危機，最後著手後續的正常營運復歸計畫，提升醫院正面形象。

從整個過程來看，院方在危機事件的預警、反應、溝通、處理等方面，表現都非常出色。

群策群力，化解院史最大危機

應變小組指揮官、時任副院長邱冠明打從去年以來，便經常關注各國防疫經驗，與憑藉著自己對於亞東醫院組織運作的熟悉度，再親自走到現場了解一線人員當前作業情形，並模擬自己心中的應變計畫，然後發出一道道作戰攻略。身為幕僚、院長室高專的簡嘉琪歸納為「阻絕境外」和「防範境內」十大戰略措施。（見表1）

表 1　亞東醫院院感事件十大戰略措施

危機管理	
阻絕境外	門診降載，非緊急需要之診療、檢查、醫美、健檢等延後
	擴大急診戶外工作區與 PCR 篩檢
	住院病人只出不進，僅收治急重症病患；病人住院前篩檢
防範境內	在院病人、陪病者擴大篩檢
	室內進行全面清消與環境採檢
	特定病房環境清消，派遣另一組醫護人員進駐
	針對居隔與二級接觸者進行電訪員工關懷
	防護升級與注射疫苗、高風險區域同仁定期採檢
	因應不斷轉入的病人，重新盤點全院醫護人力與鋪排
	提出緊急採購 PCR 機台，將採檢量能提升一倍

（資料來源：亞東醫院）

面對疫情於社區蔓延，「阻絕境外」，顯然就是希望病毒不要再從院外侵入到院內，其中包含三項措施：

措施一：門診降載，非緊急需要的診療、檢查、醫美、健檢等延後。

措施二：擴大急診戶外工作區與ＰＣＲ篩檢。

措施三：住院病人只出不進，僅收治急重症病患；病人住院前篩檢。

降載並不如想像中簡單。門診固然會受到社區疫情溫度與新聞事件影響而自動降載，但住院降載就沒那麼容易了。住院病人有兩種，疾病相對單純，來院做常規手術或治療的病人，醫院會利用「醫病共享決策模式」（Shared Decision Making）與病人溝通，並共同做出醫療決策。由醫師親自告訴病人後續治療計畫，近日可出院者及早出院，避免院內太多接觸；持續有在院治療需求者，要清楚現階段在院染疫的風險，且要配合醫院防疫規範，每週採檢；透過語言與文字說明，善盡告知的義務，讓病人、陪病者與醫院達到一定的共識，建立彼此信任關係。

「防範境內」，就是針對院內感染的處置措施，以及加強防護、落實檢疫、打斷傳播鏈。其中則包括七項措施：

措施一：在院病人、陪病者擴大篩檢。
措施二：室內進行全面清消與環境採檢。
措施三：特定病房環境清消，派遣另一組醫護人員進駐。
措施四：針對居隔與二級接觸者進行電訪員工關懷。
措施五：防護升級與注射疫苗、高風險區域同仁定期採檢。
措施六：因應不斷轉入的病人，重新盤點全院醫護人力與鋪排。
措施七：提出緊急採購PCR機台，將採檢量能提升一倍。

當院內出現確診的指標個案時，匡列疫調的對象就如同漣漪一般，一圈圈的往外匡列；而當社區疫情蔓延開來時，則需審慎評估全院普篩的必要性，因為每位工作人員、每位陪病者都會回到社區，也都可能再回到醫院形成潛在的傳播鏈。

五月十九日，台灣本土疫情持續嚴峻，三級防疫警戒範圍擴大至全國。亞東醫院毅然決定隔日進行全院普篩。連日疫調、匡列、諮詢電話接到手軟的感染管制中心護理師緊繃的心情達到了極限，她們顫顫的問了簡嘉琪一句話。

「真的要全院普篩嗎？萬一篩出來很多人確診怎麼辦？」

「那我問你，如果不篩，萬一很多人是確診，怎麼辦？」

她的回答非常透徹，當下應該如何選擇，答案很明顯。如果不篩永遠不知道答案是什麼，如果因為害怕看到答案就不篩檢，或許會有更大的災難。面對問題，才有機會解決問題。

「阻絕境外」和「防範境內」的戰略，後來被其他醫院做為處理院感事件的參考，但它並不創新，許多因地制宜的做法其實源自於感染管制的原則與相關指引。重點在於，它是否能在最危急、最關鍵的時刻，被滾動調整、不斷優化、徹底落實。

處理院感危機「火還燒得正旺」，亞東醫院已經開始思考未來的復歸計畫，前瞻性的制定了三個方向及具體作為。

一是針對重症、專責或高風險單位且疫苗接種屆滿七天的醫護人員，進行抗體檢測，畢竟有人對於照顧新冠肺炎病人難免會有疑慮，不過要是由臨床病理科協助檢測抗體，出具相關的檢驗報告與抗體統計數據，用科學的方式讓第一線人員知曉自己擁有多高的疫苗保護力，就能增加信心，也更能安心繼續照顧確診病患。

二是規劃遠距診療方案。結合遠東集團的遠傳電信智慧醫療技術，擴大遠距視訊診療平台的應用，初期由心臟內科等九個科別，開設慢性病遠距門診，以滿足病人無法來院看診的需求，後來又擴大到二十七個專科。疫情嚴峻期間，亞東醫院約百分之十的門診量來自遠距門診；截至七月底已服務超過八千八百人次。

三是成立戶外快篩站，方便病人就近完成入院前快篩陰性，即可安心進入醫院診療。

院感事件的最初，亞東醫院雖然跌了一大跤。但在全體同仁共同信念與努力下，從跌倒的地方站起來，並且站穩腳步，承接更多責任。

排兵布陣，擬定組織架構

從二〇二〇年三月新冠肺炎擴散全球起，亞東醫院便成立了「新冠病毒（COVID-19）應變小組」因應，突如其來的院感事件，正好考驗著成員們的合作默契，排兵布陣也經過深思熟慮。（見表2）

總指導，非時任院長林芳郁莫屬。

指揮官，由邱冠明擔任，院長室高專簡嘉琪和祕書蔡香君協助各項任務聯繫。

專家小組，以感染管制中心主任廖俊星為首，組長李明玲則與幾位感染管制護理師分工合作，負責監測疫情、應變處置，也是指揮中心和新北市衛生局的溝通協調、聯繫病人收治的重要管道。

四大架構之一的醫療部門主負責人，涵括急診醫學部蔡光超主任、內科部彭渝森主任、外科部陳國鋅主任、感染科楊家瑞主任、胸腔內科王秉槐主任、重症醫學部辛和宗主任、家庭醫學科陳志道主任、健康管理中心李愛先主任，均屬一線臨床治療的主官。

表 2　亞東醫院新冠病毒（COVID-19）應變小組架構圖

指導	院長
指揮官	副院長
專家小組	感染管制中心
醫療	急診醫學部、內科部、外科部、感染科、胸腔內科、重症醫學部、家庭醫學科、健康管理中心
醫事	護理部、急診護理站、門診護理站、藥學部、臨床病理科
病房	專責加護病房、專責隔離病房、專責檢疫病房、一般病房、加護病房
行政	企劃處（公關室）、資訊處、祕書處、醫療事務處、職業安全暨總務處、工務處、資材處、社區健康發展中心、社工室、人資處、稽核處、會計處

（資料來源：亞東醫院）

四大架構之一的醫事部門主負責人，則有護理部周繡玲主任、楊素真副主任、陳麗珍副主任、急診護理站林慧玉護理長、門診護理站方美玲護理長、藥學部孫淑慧主任、吳福森副主任、臨床病理科朱芳業主任、湯惠斐技術主任等。他們調度所有支援人力，包括護理師、藥學師、醫檢師等，投入所有專責病房的護理作業、疫苗接種、核酸檢驗等各項防疫作為。

四大架構之一的病房部門，負責收治確診的新冠肺炎病人。

在專責加護病房，5F1和5F2病房由張厚台主任、葉秀雯護理長領命，5C1和5C2病房由辛和宗主任、劉彩文督導主責。8B、7B、6B、8D、7D專責隔離病房與6A和7A專責檢疫病房，則由楊家瑞主任、劉佳穎主任、王秉槐主任、鄭世隆主任、張晟瑜主任、蔡茂松醫師、林倬漢主任等醫師負責一線的臨床指導；各病房護理長則是最貼近病人與一線照護者的靈魂人物。

四大架構之一的行政部門，幾乎所有行政單位都涉入在內，不但要做院內門禁規畫、遠距醫療的安排、資訊系統的優化病人收治統計與通報、防護裝備的整備與控管、員工關懷、捐贈物資發送、環境清消與安置一線人員的臨時住所等，工務人員更要在短時間內包辦新設專責病房的動線隔間的施作工程。

行政「點將錄」包括了企劃處（公關室）黃裔貽特助、資訊處楊基譽主任、林秀桂副主任、祕書處林靜梅主任、醫療事務處林裕誠主任、曾秉弘課長、職業安全暨總務處魏甫主任、工務處林俊民主任、資材處廖俊星主任、梁欣戎課長、社區健康發展中心王嘉康主任，以及社工室熊蕙筠主任、人資處楊建昌主任、稽核處劉穗儒主任、會計處林崇順主任。

這份名單乍看冗長，但每位主管的背後其實都還有更多的同仁，每日跟著主管不斷優化、落實各項防疫措施，忘我拚搏，實現身為醫護及醫院從業人員的價值，共同守護醫院與彼此。

超人指揮官，身先士卒

蔡香君做邱冠明的祕書長達十年之久，五月十四日之前，她的工作是聯繫安排主管行程，待在辦公室內便能完成。五月十四日之後，十年來第一次踏出辦公室，跟著邱冠明到院外各個疫苗、篩檢站關心外站工作人員，了解外站工作會遇到的困難和問題。

行程緊湊得不像話，經常邱冠明一通電話打來，五分鐘後出發，蔡香君只剩上個廁所跟拿手機、錢包的時間。有一次，曾經在兩個小時內一口氣看了四個亞東支援的疫苗接種站，雖然全都在中和，但有些站點十分偏僻，必須走上好長一段路，才攔得到計程車。大太陽底下，汗流不止，頻繁在酷熱和冷氣房內進進出出的她，下午兩點返回醫院後，就感覺自己中暑了。反觀邱冠明，依舊活力充沛的繼續拿起手機，有條不紊處理事情。

每次外站巡視的沿途，邱冠明的電話沒停過，到了目的地下車，一路直衝站點，等蔡香君付完車資進去找人，竟然遍尋不著，在場同仁也不知道他去哪裡，後來才發現，他每次進到站點，必定先去找到現場規劃的急救地點，確認急救設備準備妥當，才會放心。

凡是亞東支援的院外疫苗站、篩檢站，不管路程再遠，邱冠明都親自到每一個站點看過。板橋、三重果菜市場和環南市場的大規模篩檢行動，邱冠明更是交辦清晨五點半前出發到現場，感覺他是可以不用吃飯不用睡覺的超人。

院感事件一開始，每天似乎都有出乎意料的壞消息，大家都感到十分焦慮，對於各項應變措施如跑馬燈般迅速推出，滾動調整，接應不暇；經常應變會議一結束，大家更緊張的要互相確認決策的方向與跨部門討論執行細節。

其實，邱冠明在下每一道決策之前，早已將可能會遇到的困難和情境，在自己內心沙盤推演過，他是那種會幫忙看流程、評估效率、提出優化建議，陪著團隊做完做滿的人。這就是他的領導。

漸漸大家發現他很前瞻、也很宏觀。處理院感事件時，他會早早提醒接下來可能發生的事與要做什麼事情，然後隔一、兩天事態果真如他所言，於是應變計畫漸漸變成預應計畫，而這些決策也讓焦慮中的同仁漸漸獲得心情上的平息。

當其他醫院也紛紛陷入院感事件的泥淖時，常見醫護人員變成逃兵的新聞事件，置身事外，不願意照顧病人。但亞東醫院不僅沒發生類似情況，甚至能動員臨床工作被嚴重降載的外科醫師，願意承接院外的任務；而所有外科部主管也在院方提出需要支援戶外篩檢任務時，二話不說自己率先報名。關鍵便在於領導者的以身作則。

抗疫期間，許多同仁早出晚歸，當早上六點多步入醫院大門，遇到邱冠明穿梭在門診區巡視動線時，頓時覺得自己的努力是應該的，於是每天六點多，各個單位或在交班、或在盤點、或在整理簡報……。總之，都上工了。

當一個領導者在前面帶頭做，自然會讓麾下主管也願意「撩落去」，風行草偃，其他一線醫護人員便不容易在這個時候成為逃兵。這樣的領導力，是在同儕的認可裡得來的。

第六章

幕僚溝通零死角：臨危應變展現高效率

受訪者：院長室簡嘉琪高專、祕書處蔡香君祕書如果，每天早上八點要安排兩小時高速運轉的視訊會議，連續七十四天，而且，每場會議一結束，分機都會響個不停，不斷接到詢問、確認的電話，必須立即正確回應，身為會議聯絡人應該有重任在肩的深刻感受吧！

再沒有誰比亞東醫院院長室高專簡嘉琪，以及祕書蔡香君，更能體會個中滋味了。她們兩人安排會議，負責整理院內「新冠病毒（COVID-19）應變小組」開會的會議紀錄，聚精會神聆聽完主席到各科室主管的報告討論內容，平均每場的文字紀錄是六千字起跳。天天六千字，連續七十四天。

開會不跑題，扮演安定力量

事實上，早在新冠疫情開始全球大流行的二〇二〇年，台灣疫情尚不嚴重，亞東醫院就已啟動「新冠病毒（COVID-19）應變小組」，形成一套危機管理反饋與處理的機制。正因如此，當二〇二一年五月面對突如其來的院內感染事件時，能夠迅速有效的化解危機，實是得益於長期堅持不懈的進行危機預防管理措施。

應變小組的會議頻率，與疫情溫度成正比。

疫情初起的二〇二〇年三月至五月，每週一至週五，每週召開五次，待到疫情趨緩的二〇二〇年六月至年底，改成每週召開一次。

時序邁入二〇二一年，當衛生福利部桃園醫院暴發院感事件，一月二十六日起，應變小組的會議調整為每週兩次，一直持續到二月十八日。部桃事件降溫後，便又回歸到每週一次。

直到五月十四日，亞東醫院出現第一例院內確診病例，隔天緊急召開臨時會，隨即從五月十七日至七月二十九日，日日召開，每週七次，頻率之高遠勝以往，平均每次開上兩小時已成家常便飯。因為除了各項防疫措施之外，有太多習以為常的各個面向相關作業要重新調整，也有太多作業細節是過去從未想過的。

簡嘉琪算了一下，應變小組自成立至七月二十九日，總共開了一百八十四次會議，院感期間，與會人數也從原來固定的四十餘人膨脹至最高紀錄曾近兩百人，電腦螢幕上人影幢幢，看來相當壯觀。

除了每日固定會議，期間其實也啟動了多次非常臨時的會議。當邱冠明一交辦要召開臨時會議，詢問幾分鐘後可以開始，簡嘉琪通常毫不遲疑說十分鐘後，即使知道所有主管都分別在不同場域調度指揮著一線作業，但當指揮官提議臨時會議時，意味著狀況可能改變了，或某個問題必須立即解決，而她務必要在最短時間內整合應變團隊，取得共識與達成任務。

開會頻次如此之高、時間如此之長，並不像一般所謂會而不議、議而不決、決而不行的失效運作，相反的，應變小組示範了何謂高效而又偶爾有點趣味的會議形式，開會從不跑題，最後必有裁示與交辦。

首先，高效會議一定會明確設定眾人角色。

主席即為決策者通常是邱冠明，提請各單位彙報昨日作業進度與今日預計完成事項。參與者為應變小組「醫療」、「醫事」、「病房」、「行政」四大架構的各科室核心主管，會議運作節奏緊湊，每個人都時時聚精會神，保持最佳狀態。

每天會後五小時，主席就會關心當天的各項工作進度，時時追蹤與校正執行方向，所以隔日會議，主席總是能充分掌握整個團隊的狀態和進度，既能對前一天的事情做出總結，也對未來計畫有所預見，凝聚共識，幫助同仁順利開展工作。

跨部門的非凡機智應變

正因為應變小組會議每天固定召開，雖然氣氛緊張，但無形之中以穩定的節奏，讓同仁覺得事態儘管嚴重，應變作業千頭萬緒，但處理起來日日有進步，而有了安定人心的力量。

歷史上最知名關於「臨場應變」的經典故事，莫過於一九七〇年的阿波羅十三號，一趟險象環生的登月之旅。在危急情況下，三名訓練有素的太空人，在充滿各種不確定性、無前例可循的情況下，邊想邊做，邊做邊想，最終傳奇性的化解了危機，安全回到地球，比又一次成功登月更有力的團結全世界。

就像歷史上各式各樣非凡的危機應變。亞東醫院的應變小組，由跨部門組成，也是邊做邊改，邊改邊做，應變能力極強，常常看到突發狀況便馬上採取預應措施。比如，聽聞台北市某間洗腎中心暴發群聚感染，隔天便決定亞東醫院的洗腎病人入院之後一律快篩。某家長照機構出現群聚感染，亞東醫院在接獲新北市衛生局的請託之後，立即整備應變團隊，進入現場協助機構進行快篩，並且在當天完成檢驗報告；企業篩檢亦如是。

向來被列為疫情冷區的金山在六月十五日一口氣增加六例確診者，接獲新北市衛生局請託的亞東醫院也是立即前往支援。其實金山地區本來就擁有台大醫院金山分院的醫療資源，但亞東醫院還是不辭市府請求，遠從板橋跑到金山協助居民篩檢。而原本規劃一天的支援，也為了確保能揪出傳播鏈，因應市府與金山居民的要求，延長支援共兩天的快篩。在人力、物力等軟硬體的應變效率之高，是源於一份醫療的使命感。只要這件事情是對的，對這個社會是有幫助的，亞東醫院總是先去做了再說。

製作懶人包，精準傳達訊息

會中決議事項及訊息，攸關抗疫大計，如何快速公告給院內同仁知曉？必須有「快速傳令」的角色。

原來，院內內部網站的網頁上，天天公布相關訊息，但對要機動處理一線治療與應變的人員而言，實在沒有空閒坐在電腦前點閱，因此即時性不夠、點閱率也有限。於是簡嘉琪與祕書處增加以LINE推播的方式，將訊息傳達給全院同仁。

應變小組會議的LINE群組有兩百多個成員，COVID-19應變群組有三百多個成員，而過去因為醫院評鑑而組成的醫護組群組更高達四百多個成員；再加上科主任群組，囊括了所有醫療科的科主任，以及全院員工官方帳號，藉由這些超大群組，將分門別類的訊息如漣漪般層層傳送到每個人手中。

簡嘉琪猶然記得那些日子，所發出的上百則訊息中，心情最沉重的一次，是在五月十三日發布了一則全院住院降載的訊息，因為訊息背後意味著必須犧牲。

亞東醫院是醫療財團法人醫院，並非慈善事業，一向需要自給自足，也同樣會面臨營運的壓力。長久以來，住院占床率都在百分之九十以上，但在雙北陸續爆出其他醫院發生群聚感染之後，亞東若是維持原來一樣水平的醫療量能，不可能有餘裕去做感染管制的事務，所以一定得降載。

降載第一衝擊的是外科，有些非緊急的手術與住院先暫停。由於醫師的薪資屬於績效制，這樣的措施立刻對外科醫師每月個人收入造成非常大的影響；而這，會不會造成組織內的情緒反彈與對立？又，會不會帶給同仁額外的臆測與更多恐慌呢？

要把降載訊息發出去的那一秒鐘，簡嘉琪的手指遲疑了，內心一度糾結，但終究明白臨床降載勢在必行，縱使可能引發內部風暴。意外的是，風暴並未形成，在那一個疫情猶如海嘯般撲身而至的時刻，同仁縱使無奈，也都明白情勢之必須，甚至在後來的外站任務當中，無論是加強版的集中檢疫所，或是各個篩檢站，外科團隊積極投入，全力協作。

院感事件之後，隨之而來的各種新措施一直在改變，同時也愈來愈多，愈來愈複雜。簡嘉琪和祕書處為了幫助院內同仁在最短時間內，掌握各項措施的來龍去脈與核心問題，製作懶人包等傳播文件，數量多達十餘份。

諸如「COVID-19疫情期間作業懶人包」、「住院病人及陪病家屬篩檢PCR流程」、「門診戶外快篩檢測QA」、「超音波暨內視鏡中心第三階段應變措施」、「COVID-19個案之加護病房照護實務經驗分享」等，懶人包裡略去了繁雜細節，提取重點、精鍊內容，只告訴同仁核心訊息。

管制瞬息萬變，貼心滾動調整

疫情瞬息萬變，管制措施難免滾動式調整，簡嘉琪一方面要確保把最即時的正確訊息傳播給全院同仁，另一方面要在群組裡彙總某項任務中各科部當下各自執行的部分，站在情報交流的制高點。

偶爾，一來一往之間，還是會感受到了站在不同位置的人，無可奈何的衝突。

尤其是新冠專責病房改成兩人一室的措施。起初，中央流行疫情指揮中心給予的指引是確診病人需要一人一室，不過疫情大暴發，病人像潮水般一直湧進醫院，即便亞東已經開到一百四十多床也不見得能完全收治。

邱冠明當下判斷，人命關天之際，假使有兩個病人皆為確診病例，為什麼不能兩人一室？於是透過感染管制中心主任廖俊星與指揮中心進行溝通。中央流行疫情指揮中心醫療應變組副組長羅一鈞是廖俊星的學弟，指揮中心專家諮詢小組召集人張上淳，是廖俊星的老師，討論事情相對方便，也能讓中央了解一線臨床場域所面臨到的問題。

政策獲得認可，將朝兩人一室的方向執行，但指揮中心需要走完行政流程再公布，加上與原來的收治指引相左，一線醫護人員在執行時難免遇到困擾，包括要怎樣對病家說明這項措施，以及當兩人一室之後，如果其中一個病人的病情急轉直下，對另外一位同房的病人來說，難免悲觀看待自己的病情。

曾有一段時間，邱冠明期望收治的速度沒有辦法獲得一線醫護人員的落實，彼此的心裡都產生挫折。幸好，後來在執行的過程當中，一線醫護人員慢慢調整做法，先對病人病況予以分類，選擇比較輕症或是互為照護關係者，安排兩人一室，解決了原本的衝突，也收治了更多病人。

對抗危局，有人找藉口，有人找方法，有人慢條斯理的規劃，有人挺身而出的承擔。然而，亞東醫院秉持著集團與領導者的長期孕育，永遠選擇面對挑戰，解決問題，努力實踐「永不放棄」的精神。

第七章

亞東神救援力挺市府：強強聯手樹立新典範

受訪者：新北市劉和然副市長、新北市衛生局陳潤秋局長機智問答：台灣人口最多的直轄市、縣、市是哪一個？

答案：新北市。

哪一個是六都中人口最多的市轄區？

答案：新北市板橋區，市政大樓所在地。

哪一個直轄市擁有台灣老化指數最高的市轄區？

答案：新北市，平溪區的老化指數排名全台第一。

新北市做為台灣第一大城，常住人群尤其多元複雜，卻只有兩家醫學中心，亞東醫院和淡水馬偕醫院。比鄰的台北市有十家醫學中心，儘管台北市是全國首善之區，兩市的醫療資源分配始終無法相提並論。

五月十三日，中央流行疫情指揮中心正式在記者會上宣布，因應萬華區出現不明感染源新冠肺炎的本土病例，發出六十萬則細胞簡訊，提醒民眾曾出入萬華茶藝館周圍高風險地區者，注意健康狀況，如有疑似症狀請至社區採檢院所評估。

消息一宣布，疑懼中的人人更加自危。細胞簡訊中的一個關鍵字耐人尋味，要求民眾的足跡要回溯自「四月十五日後」，顯示疫情已經確定邁入社區感染，下一階段即將面臨大規模暴發。

果然，本土疫情迅速擴大，新北市緊鄰台北市，與萬華生活圈緊密相連，直接受到衝擊。到了五月十四日，確診病例驟升，新北市超越台北市，成為全台灣最慘的重災區之一，確診人數更高居全台之冠。

疫情驚爆，醫療量能險潰堤

新北市副市長劉和然，穿上新北市防疫副指揮官的背心戰袍，迅速就戰鬥位置，儘管他接任新北市副市長一職還不到四個月。他在抗疫期間，曾為了衛福部次長石崇良所言「萬華是破口」的一句話，立即端出「3＋11決策和諾富特防疫旅館才是主要破口」予以反擊，呼籲社會各界不要把萬華貼標籤，即便萬華不屬於新北市轄區。

畢業於台師大化學系、教育學系碩士，當過理化老師的劉和然，至今元素週期表橫看豎看都能倒背如流。後來攻讀台科大管理學博士，仍不忘看到化學實驗結果和任何現象時，「先存放心中再去印證，而不急於下結論」的解釋科學精神。

二〇〇七年在國中校長任內，被當時台北縣長周錫瑋延攬擔任教育局長，人生充滿驚奇。朱立倫當選第一屆新北市長後，因理化背景，從教育跨界接掌新北市政府環保局長，在侯友宜時代更拔擢為新北市副市長，成了侯友宜的左右手。

理科男出身，但辯才無礙，脈絡清晰；行事穩健，卻行動力極強。特殊的人格特質，使得劉和然在抗疫期間表現突出。一位市民在居家隔離期間打電話給疾管局的傳染病諮詢專線一九二二沒幫上忙，反倒是新北市府給予協助，更稱讚「有為有守」。

五月中旬疫情暴發，新北確診數居高不下，這位歷經新北國民黨執政的三朝元老，盤點全市防疫戰備的「軍火庫」，他最擔心因為確診者暴增，恐將導致新北市的醫療量能崩潰。新北市的病床數及醫護人員不但遠不如台北市，每萬人口病床數尚且為全國倒數第二，少得可悲。新冠專責病房在全新北，原來部署僅僅只有兩百六十四床。

所以當五月二十二日，校正回歸後的確診個案在新北市來到最高峰的三百八十四例，頓時成為新北市防疫史上最像末日的一天，一天就把全新北的新冠專責病房給完全「吃掉」。兩百六十四與三百八十四，相差的一百二十張床，要從哪裡來？而且前後連續數日也不斷新增一百多位確診者。有一夜，救護車嗚咿作響，駛遍新北市各大馬路，奔忙了六個小時，還找不到可以收下病人的醫院。

同陷板橋重災區，攜手度難關

求助鄰近縣市的醫院？想都不用想。

的確，為有效整合醫療資源，衛福部將全國劃分為六大醫療照護區域，其中，「台北醫療區」包括了基隆市、台北市、新北市、宜蘭縣、金門縣、連江縣，互相支援照護體系，台北區指揮官是前台大醫學院院長、「抗煞名將」感染科權威張上淳、副指揮官是台北市立聯合醫院中興院區院長璩大成。

問題是，新北市的確診者送到金門縣、連江縣，必須跨海，做法不切實際。基隆、宜蘭醫院不多且自顧不暇，而台北市的確診者人數之多，排在新北市之後，儘管也努力擠出病房給新北市，但醫療資源再怎麼豐沛，能幫的忙有限。

在擔心確診持續暴增、病房將不敷使用、新北市醫療量能極可能崩潰之下，新北市在五月十六日，第一時間決策，啟動了前一年超前部署所規劃的徵用病床計畫，兩週內迅速將原有的新冠專責病床兩百六十四床，提升到目標數的一千零四十三床，是全國在最短時間內開出最多專責普通病房及專責加護病房的縣市。

早在二〇二一年二月時，新北市政府就已邀集感控專家完成市區內五十四家醫院的感染管制輔導查核。當華航諾富特事件初起，除了請五十四家醫院於五月十日完成自評外，並偕同感管專家啟動本年第二次醫院感控查核，尤其十八家急救責任醫院更是在一個星期之內完成查核。

另外，新北市啟動科技團隊，區分冷熱區域，找出感染的熱區，廣設篩檢站，阻斷社區傳播鏈，以及公衛團隊，藉由數據檢證措施成效，接受公衛專家建議並採滾動式調整策略。

必須給新北市防疫團隊和一眾醫院熱烈掌聲之外，罕有人知的是，距離市政大樓三公里外的亞東醫院，在這次加開新冠專責病床的任務中超級給力，負責協調調度的新北市衛生局長陳潤秋，心中的感謝滿滿說不出口。

新北市政府和亞東醫院，兩者同樣坐落於全國市轄區人口最密集的板橋區。眾所周知，板橋是這一波疫情重災區中的重災區，確診者累計超過一千三百餘人，全國第一。

亞東醫院向來是新北市主要醫學中心及重度急救責任醫院，一聲令下，不僅在十三天之內將新冠重症加護病房從十床擴展到五十八床，超越指揮中心規定的二十床，普通專責病房也同步開出一百四十五床，新冠總床數在新北市十八家醫院中數一數二。陳潤秋提醒，別忘了亞東醫院在瘋狂增設新冠病床之際，還在艱苦清理自家的院內感染事件。

市府傳遞正能量，堅持不苛責

六十三歲的陳潤秋，醫界資歷豐厚，當過台北市立聯醫副總院長、衛福部國民健康署副署長，最特別的是院長身分——台北市立聯醫和平婦幼院區院長，該院，就是十八年前ＳＡＲＳ暴發時，造成醫護在內一百三十七人染疫、六十六人死亡的和平醫院。巧的是，她先生是璩大成，是第一位奉命前往和平醫院支援封院感控的醫師，不幸染上ＳＡＲＳ搏鬥一個月康復，之後更接掌院長一職，擔任起重建和平醫院的大任。

二〇〇九年，陳潤秋從前任院長、自己老公手上接下院長一職，醫界美談為「神雕俠侶」。新冠疫情期間，夫妻二人各自擔任台北市疫情小組副召集人、新北市衛生局局長，分別是兩大直轄市的防疫要角，白天各自開會，晚上回家一起討論，連新北市長侯友宜也認證夫妻關係好：「一定是璩大成聽陳潤秋的。」

劉和然的督導機關包括衛生局、民政局、教育局、經發局、農業局、社會局、環保局、新聞局、研考會，是陳潤秋的上級長官。疫情初起，他所擔心的醫療量能崩潰一事，儘管一度告急，但最後並沒有實際發生，除了新北市的十八家醫院自立自強猛開專責病床，也多虧了陳潤秋四處求援的「自助人助」。

劉和然記憶深刻，確診個案暴大量，陳潤秋實在沒辦法了，就開始動用所有人脈，從求學階段到醫師體系，加上院長任內交到的朋友，協助增設專責病房或轉送病人。甚至不惜繞過中央權限，直接打電話給傳染病醫療網北區指揮官、林口長庚醫院兒童感染科主任黃玉成，請求支援。

陳潤秋與各個專責醫院院長有個 LINE 群組，有一夜篩出一百多位確診者，可是新北市現有專責病床已經全滿，問到北區，又問到桃園，問到半夜還是沒床。一一九傳來急呼某個病人開始喘了，陳潤秋心裡急到不行，在院長群組貼文求援，馬上就有人跳出來說：「好，送我家！」令陳潤秋感動不已，在一次新北市各醫院防疫視訊會議中，忍不住哽咽感謝大家仗義相助。

亞東醫院院感事件，從市長侯友宜到副市長劉和然，無論正式會議或私下會議，一貫態度是絕不苛責醫院，因為沒有醫院希望發生這樣的事。

院感後迅速拆彈，市府也按讚

亞東醫院首度發生院內群聚事件，正好追查出萬華群聚及獅子會前會長群聚的傳播鏈。當時指標個案是一位住院病人，入院前並未告知萬華接觸史，而是住院第四天病人女兒方才吐露有萬華活動史。

劉和然主張，有時候病人本身不知道自己是屬於高風險的接觸者，也無從知道自己確診，這便是盲區。當醫院都有按照規定做好防護，一旦發生院感事件，絕對不能怪罪醫院。

不苛責醫院，院感事件的後續也要讓民眾有信心，可是絕不能為了讓民眾有信心而隱瞞資訊。劉和然也要求，解除院內感染警報要重新恢復正常運作，過程務須極其嚴謹。

當時，新北市衛生局接獲第一例確診消息後，即於次日五月十五日與中央防疫醫師入院輔導訪查，並依中央指引與醫院共同討論「阻絕境外」及「防範境內」的管制措施，從來沒有一家醫院以如此高規格嚴陣以待院感事件。

任何一家醫院的院內感染，陪病者包含看護皆是關鍵角色，所以，中央後來才有針對入院的陪病者進行規範，如陪病者只能一位，入院前必須篩檢，並在病房區落實陪病者的健康紀錄等。「亞東模式」，可說是公衛史上的重要教材。

新北市政府和亞東醫院雙方合作無間，劉和然不敢講亞東醫院是不是所有院感事件中處理得最好的那間醫院，但他絕對相信亞東是用心要將院內感染控制到最佳的那種團隊。從領導力上觀察，「阻絕境外」及「防範境內」能夠上下一條心，代表醫院的組織氣氛良好，領導者能在關鍵時刻凝聚眾人，帶動全體員工共度難關。

經營一個組織，常見所謂的「雙系統理論」，意思是指專業自主跟科層體制隸屬同一個組織。以醫院為例，院長或副院長是最高行政層級，卻沒辦法規定外科醫師要怎麼開刀，也沒辦法規定放射科醫師該怎麼處理。因此，一家醫院要展現出好的組織氣氛，絕對是在醫療專業與醫院行政之間找到良好的互動模式。專長管理的劉和然認為，亞東院感事件後來能順利「拆彈」，關鍵原因之一便在於人員的調度能力超強，細節到位。

專業高效率，扮演市府後盾

見識過和平醫院院感事件的陳潤秋更發現，亞東醫院這套把病人還有陪病者全數普篩、醫護人員不但普篩還定期篩檢的做法，引發後來的院內感染都開始學習這樣的處理模式，成為其他醫院的典範。

由於亞東醫院肩負新北市防疫的重責，在發生院感的當口，市府暫時不送新冠病患到亞東，而是分流到其他專責醫院，使亞東醫院能有量能維持院內運作。面對 COVID-19 病毒，市府與醫院協調共事，搭配「滾動式調整」，讓亞東醫院順利度過院內感染的危機。

亞東醫院在二〇〇六年通過評鑑成為醫學中心，是新北市最大的醫院，專職員工超過三千六百位，一直以來都在新北市的醫療及公衛扮演著重要的角色，長期與市政府培養出良好的溝通及合作關係，因此啟動防疫的第一時間，就是新北市府最強力的夥伴。

在新北市的總體防疫工作中，亞東醫院的角色吃重，首先是新北市防疫隔離醫院，肩負收治重症病人照護的責任。後來也不負眾望，亞東醫院專責加護病床，最高床數曾達五十八床，收治全國百分之十一的重症患者，全台灣醫學中心裡排名第一。

其次為保全醫療體系，新北市採取分流措施，計畫在防疫戰略上將輕症、無症狀確診無須醫療照顧的病人，轉送至加強版集中檢疫所。五月二十一日，新北市啟用全台第一間由地方政府徵用的集中檢疫所，安置輕症確診者，以緩解緊繃的醫療量能。亞東醫院同樣義無反顧承接這項任務，派出醫療大將和護理人員精兵，負責其中兩家集中檢疫所。他們總計收治了超過一千兩百名個案。其中絕大多數人病情好轉，集中檢疫所成功阻斷社區傳播鏈，埋下日後新北市重返零確診的契機。

第三在疫苗施打方面，亞東醫院承接了新北市五家中大型接種站，到八月六日為止已服務突破二十萬人次。

第四在篩檢的部分，亞東醫院的ＰＣＲ採檢量體在疫情暴發前，約莫高占全國的十分之一。疫情期間，更是協助市府社區篩檢站及機動篩檢隊，施作的抗原快篩數量，也約占了新北市的五分之一。

從統計數字上看，亞東醫院不論是在病人收治、疫苗施打、擴大篩檢，都在新北市占了很大的比例。有了亞東醫院助陣，新北市民安心不少。

支援環南篩檢，創造共贏共好

新北市府團隊與亞東第一線醫護人員的協作，最有象徵意義的代表作，不能不提台北農產運銷公司的「驚悚變疫」。

六月二十日，北農確診人數暴增，影響雙北農業產銷市場甚巨，當天新北市政府第一要務是預防盤商及員工數量最多的新北果菜市場淪陷，所以需要立即篩檢預防潛在的感染源以及疫苗注射。

新北果菜市場的關聯人士預估四千人，人數如此之巨，雖然附近有社區篩檢站，但無法在同一時間迅速完成所有人的篩檢及疫苗注射，因此需要找一個醫療團隊直接進駐果菜市場，進行大規模的篩檢，同時為關聯人士接種疫苗。

這時，市府又找上亞東醫院，雙方只用一個晚上討論，隔天進行場勘及動線設計規畫，加上場布，六月二十二日就執行了一日快篩專案，動員十三名醫師、十九名醫事人員，在一天之內，竟然就完成了單場快篩三千六百二十六人，展現了驚人效率，快篩陽性者立即加做ＰＣＲ採檢。

完成這項不可能任務，驚動台北市防疫團隊。璩大成受託來問陳潤秋，陳潤秋回覆是亞東醫院辦到的，後續台北市環南市場群聚感染，台北市政府特來情商亞東醫院幫忙對攤商進行篩檢。這一次篩檢總人數共為兩千四百二十二人，不到中午就篩完。

以台北市全國首善之都的地位，醫療量能與品質在台灣都首屈一指，會開口請亞東團隊幫忙進行大規模篩檢，無疑是對亞東醫院的極大肯定。而亞東醫院也沒有「它屬台北市，我屬新北市」的地域之分，展現了行醫者的高倫理行為標準。

陳潤秋記得，每次有緊急狀況，打電話給亞東醫院院長邱冠明，電話那一頭總是回答說好，從來沒有拒絕過。

不論在專責病房的開設、輕重病人的收治、機動快篩隊、疫苗接種、集中檢疫所的醫療支援，在疫情暴發時所遇到的每件事，亞東醫院從來義不容辭、挺身而出使命必達，次次任務皆刷新全台紀錄，可說是超過一百分。

第二部

負重前行：義無反顧的防疫最前線

當新冠病毒鋪天蓋地而來，亞東醫院各部門「前線＋中繼＋後援」布起了攻守俱佳的「新冠軍」團隊：急診、職安總、健管中心、內外科、重症醫學部、護理部、感染科、內科及神經加護病房、呼吸照護中心、影像醫學科、臨床病理科、精神科、放射腫瘤科、血液透析中心等，全院一命，用科技、智慧、汗水，守住了醫院、病人及社區民眾摯愛的家園，「新冠軍」攻克了「新冠」！

張玉櫻◎採訪撰文

（第八至十九章）

第八章

風雨無懼堅守崗位：戶外急診阻斷病毒流竄

受訪者：急診醫學部蔡光超主任、林慧玉護理長二〇二〇年初，新冠疫情在多個國家肆虐，台灣因守備得宜處於疫情緩和的狀態時，亞東醫院就已未雨綢繆，將部分急診防護拉到戶外。急診醫學部主任蔡光超說，因為急診室內傳統的分區方式無法阻擋病毒流竄，戶外則不同，有流通的空氣及陽光紫外線照射，病毒無法存活太久，較不容易傳染。

豈料二〇二一年五月，台灣疫情升溫，一波又一波的病人湧入急診區，拓展戶外防護顯得格外重要。

疫情來得快又急，前來亞東醫院急診的病人非常多，包括居家隔離者、衛生局或集檢所轉介來的病人，還有自己來的病人，人滿為患的急診區使病人的風險度瞬間提高，因此需要採取更快速的篩選法，同時擴大空間來容納大量病人。

行醫三十多年，堅守急診第一線崗位的急診醫學部主任蔡光超，疫情期間擔負起阻絕病毒於院外的重任。他決定把急診大部分的診療工作移到戶外，幫病人在戶外做分類及檢查，直到確認不是染疫患者，才讓病人進到室內做進一步檢查與治療。由於每位病人的處置各異，所以戶外工作非常細緻、複雜，需要的人力也愈來愈多，醫院從一線、二線……到五線的人力都被派到戶外區上工了。

戶外篩檢，全面防堵

院方為了減少急診的業務量和壓力，將自費ＰＣＲ的採檢業務於五月十三日轉由健管中心來負責，讓急診可以全力拚防疫；十四日成立急診戶外檢驗科、放射科、藥局、批價作業，減少醫護人員院區內外傳遞的負擔，當天也成立戶外外科與兒科看診區，進行全面防堵。

然而戶外的工作環境非常艱辛，工作人員在酷熱的天候下還要穿戴全套防護裝備，悶熱難耐、汗如雨下，有時又有強風大雨來擾亂，但眾人在互相扶持下挺過逆境。蔡光超說：「因為大家知道，只有這樣才能保全醫院、保全病人。」

一開始，採用的篩選條件是ＴＯＣＣ評估表，也就是確實詢問並記錄旅遊史（Travel history）、職業別（Occupation）、接觸史（Contact history），及是否群聚（Cluster）等資訊。但在這波疫情當中，ＴＯＣＣ已無法成為適當的篩選工具，因為雙北到處都是疫區，無法得知是否有接觸史，有些病人甚至有所隱瞞。

COVID-19 病毒很狡猾，要用各種間接證據來判斷病人身上是否感染了病毒，所以篩選方式必須跟著進化。從傳統的PCR檢驗（兩天才能拿到報告）、快速的 Liat PCR 檢驗（大約三十分鐘可得知報告），到抗原快篩試劑（二十分鐘之內就能知道結果），使篩選效率大為提升。完成篩檢之後，確診者安排住到隔離病房，未感染者住到一般病房，以確保醫護不會有被感染的危險。

所有這些工作，都是在戶外進行，在酷熱環境下，格外艱辛。

新冠疫情的急診防護作為，其實是從二〇〇三年SARS所得到的經驗。其中有兩個重點，第一是防護裝備要做到最好，除了N95口罩，還要戴護目鏡和面罩，必要時須升級到穿上防護裝，這在幫病人插管、抽痰時更為重要，尤其插管之前，要在病人頭上戴一個防止噴濺的防護罩，做到滴水不漏的防護。

第二是決戰境外，也就是守住門禁，以確保院內安全。門禁已施行了一段時間，疫情升溫後更把門禁功能發揮到極致。所以急診就是一個獨立運作的區域，在這區域中，可以進行各式各樣的急救與檢查，包括超音波、電腦斷層等。

雖然急診在空間上獨立運作，然而在作業上還是與醫院密不可分。蔡光超說院內許多科別互相協助，包括臨床病理科派出一線人員在急診門口執行快篩檢查；感染科給予疾病與診療方面的指導，讓急診可以在第一時間得到最新訊息去調整篩選或診療的標準；放射科更派人到戶外照X光；醫事處、藥局同樣把人力調來進行批價、領藥。

除此之外，工務處在他們需要時迅速提供硬體搭建，職安總處則不厭其煩的數度幫他們拆搭戶外帳篷，繼而以更穩固的組合屋取代部分帳篷，更在院方體恤下，每間組合屋都裝了窗型冷氣，一步一步優化戶外工作環境。

全院動員許多科別來支援，給予急診很大的幫助。蔡光超表示當時的林芳郁院長及邱冠明副院長，急診有需求，院方無不滿足，讓急診同仁可以無後顧之憂的在前線打仗。

滾動式調整，守住家園

緊急應變一直是亞東醫院的核心任務，新冠疫情發生以來，邱冠明每天早班、小夜、大夜都會到急診巡視，加上每天開線上防疫會議，進行滾動討論和傳達清楚的指示。然而疫情變化實在太快，「朝令夕改」是很常發生的情況，最重要的是「與時間賽跑」。

蔡光超說，歷經兩個多月的新冠疫情起落，急診的作業模式已經更改了好幾個版本，有時甚至一天數變。部內同仁都是透過LINE群組來傳播訊息，他在七月中旬整理LINE群組內公布的訊息時，發現所有文字加起來竟然超過七萬字！

護理長林慧玉坦言：「說不怕是騙人的！」對於第一線高風險人員而言，疫情的發展總讓人緊張害怕，但人力的穩定可讓整個滾動式調整往好的方向前進。

隨著疫情發展，她最害怕的應該是「解隔離」這件事。因為中央疫情指揮中心於五月十七日將解隔離標準從Ct值35降到30，所以剛開始，大家對於「解隔離的病人來到急診檢驗又是陽性」感到害怕。於是他們向感染科醫師請教如何判讀Ct值，讓工作人員了解到高風險不再只是看陰性或陽性，還要看是否為只有一個基因陽性，與Ct值是多少。Ct值低的時候當然有感染的疑慮，Ct值高則要判斷是早期或後期的感染，使工作人員更小心更警覺，才能免於感染。

急診採取滾動式調整，也展現了眾人強大的韌性，在迅速的變遷中不斷學習，面臨逆境持續修正。林慧玉說，幸好看來是守住了家園，接下來的重任，就是要維持新北市重症緊急醫療的量能。

感謝有你

提到在疫情期間同甘共苦的同仁，林慧玉說，急診的護理師就有三位孕婦，家人都希望她們離職，但她們沒有退卻，因為全單位都有保護懷孕同仁和腹中寶寶的共識，讓她們負責非新冠肺炎病人的照護，使她們免於害怕、免於感染，家人才稍微放心。

也有人因生涯規畫，原本預計七月離職，但疫情升溫後，都自願留下來；已離職的人員也陸續表達回歸的意願。

同仁之間也培養了默契，例如有人在戶外急診區工作了一、兩小時，就會有其他人去換班。這些輪替模式都是同仁自動自發協調出來，而不是主管規定的。如此貼心又有使命感的表現，讓大家無所畏懼的站在第一線奮戰。

急診室還有位醫師，在疫情前剛滿七十歲，但是他和大家一樣上班、排班、穿著厚重防護衣在戶外協助病人處置，讓大家非常感動。

而住院醫師以往在專科醫師執照考前，總會有溫書假，但是因為需人孔急，沒有溫書假了。幸而大家全數高分過關。

長期投入並推廣緊急醫療、曾獲頒新北醫療貢獻獎，甚至是新北市特搜大隊隨隊醫師的蔡光超，急難救助經驗之豐富可想而知。歷經這場世紀疫情，他依舊感到震撼。他最想表達的是「感謝」，感謝同仁的犧牲奉獻，感謝所有支持急診部的單位和長官，因為有這些人，才可能守住醫院、守住家園。

但他不諱言，整個過程確實也有需要檢討與改進之處。例如引發院內感染的指標個案，就是由急診收治，在急診待了三十小時之後安排入住胸腔科病房。雖說病人隱瞞接觸史，而且原本就是慢性肺病患者，入院日期也是在社區感染事件暴發之前，但當時已有每日新增十多位的新冠確診案例，實在不應該忽略「為病人採檢」這道基本但又重要的步驟。他帶領的亞東急診醫學部自當深刻檢討、加速改革。

第九章

全力圍堵防疫漏洞：從普篩到疫苗接種

受訪者：健康管理中心李愛先主任、邱彥霖副主任、徐永芳課長、鄭美玲組長、邱妙君組長、職安總處魏甫主任秉持以客為尊的亞東醫院健康管理中心，向來提供完整預防保健與全套醫療的個人健康照護計畫；去年初新冠疫情逐漸蔓延，各國為免於遭受病毒入侵，紛紛建置防疫入境管制，於是健管中心承作醫院為團體與個人出國自費的ＰＣＲ篩檢。

今年五月中旬本土疫情升溫，院方考量急診恐將出現發燒染疫的患者潮，指示疫情一旦提升為三級時，健管中心須暫停一切健檢常規服務，醫院所有自費的ＰＣＲ檢測移交由健管中心負責。

果然，五月十五日雙北宣布進入三級警戒，院方命令健管中心在兩天之內，把員工的ＰＣＲ篩檢單全部開完，五月十七日起接手醫院所有自費的ＰＣＲ檢測，及病家與同仁的全面普篩，防範新冠疫情，做好全員防護。

健康管理中心主任李愛先說，當時最大的問題是人力，因為ＰＣＲ開單需要上法傳通報系統，程序非常繁瑣，一例法傳通報需要花上十到十五分鐘。慘的是當時全國法傳系統大塞車，全院有三千多人，即使有二、三十位健管中心人員一起加班，如何在兩天內處理完這三千多筆單子呢？

邱冠明發現這樣行不通，緊急借調護理部和心臟外科二十多位專科護理師，全部來到健管中心協助開單與通報，全體加班到晚上九點多，隔天假日大家又自願來加班，總算在兩天內達成龐大的開單與法傳通報任務。此時，健管中心原本的健檢任務全面轉型投入抗疫工作。

提升預防醫學新視野

五月十七日，健管中心配合人力資源處固定派員包時段，於醫院大門進行入院TOCC記錄，找出任何可疑隱形傳播者。為了進一步圍堵防疫漏洞，健管中心於十九日啟動全院住院病人及陪病家屬普篩作業，二十日全部完成。

五月二十一日開始執行第一次全院PCR普篩作業（採檢方式為深喉唾沫PCR），全院總共進行三次普篩，開出六千多筆普篩單。健管中心副主任邱彥霖表示，除了上述的第一次很緊急之外，後來中央流行疫情指揮中心修改法傳系統，簡化輸入資料，之後甚至檢驗結果陽性才需法傳通報，使得全院人員普篩作業變得更順暢。

鄭美玲組長與邱妙君組長指出，單位轉型時，除了工作業務的統整，資訊整合也至關重要。剛開始資訊系統不太穩定，在做更新修改時，電腦可能就會集體大當機，完全無法運作。她們笑說，當時買了很多乖乖放在電腦主機上，電腦果真乖乖了（其實是資訊處即時修正與提升軟硬體設備的緣故）。之後不論是PCR、快篩、陪病與住院普篩等，都愈來愈順利。

李愛先表示，為了提升效率，三次全院普篩與十三次的高風險單位每週篩檢的名單都是利用分層和分群來進行，所有名單進來先由邱彥霖篩選再分工，這樣的工作流程對於人力的有效運用幫助很大，於是成為例行性的做法。此外，健管中心運用Google表單管理醫院同仁打疫苗日期、抗體反應、普篩的次數與結果，大家都可同步清楚的看到，大幅提升效能。

此次疫情應變是健康管理中心從未碰過的嚴峻考驗，李愛先及邱彥霖每天早上七點半及下午五點半集結各組組長，進行人力盤點，討論人力分派，並了解當日任務是否出現異常，旋即尋找外援，立即處理。每天含例假日，上線視訊會議，了解邱冠明主持的防疫應變小組會議，百餘位主管討論防疫重點，清楚掌握主席的指示，快速完成交付事項。

讓人感動的是，一開始的法傳通報非常緊急，護理部和心臟外科專科護理師伸出熱情的援手，主動來幫忙，感受到整體醫院的團結與大家的奉獻精神。

經過疫情的考驗，健康管理中心更多了一份「向前管理」的領域與使命，項目包括疫苗的防護、抗體的檢驗、疫情的心理免疫力、民眾面對疫情的所有健康管理需求等，更提升全體人員向疫情學習「預防醫學新的領域」。

全員防護，員工疫苗接種

全院普篩之後，其實最有效的防疫武器，還是施打疫苗。亞東醫院職業安全暨總務處（以下簡稱職安總）擔任院方環安、人安、後勤支援的角色，在疫情升溫時，院方指派職安總環安課負起推廣全院員工疫苗接種的重要任務。

職安總處魏甫主任表示，台灣經歷過SARS之後學習到的經驗，可延伸運用於對抗新冠疫情。「勤洗手」是防疫的基本功，過去SARS期間，大家學到「三明治洗手法」，也就是在接觸環境或物品前後，都要使用酒精做好手部消毒，口訣是「消毒→碰觸→消毒」。

當去年疫情在國外延燒時，亞東醫院就購買了六千支隨身酒精瓶，發送給所有員工隨身攜帶，隨時清消，還有一個祕訣：「左手是髒、右手是乾淨。」所有東西都用左手觸摸，然後立即用右手持隨身酒精瓶噴灑消毒左手，養成打破傳播鏈要從自己有清潔習慣開始，並請大家分享給周遭所有人。

「疫苗接種是最有效的防疫武器！」因此亞東醫院首長和各部門主管從今年三月二十二日起，就以身作則帶頭施打疫苗。不過當時大家尚未感受到疫情的威脅，施打意願並不高。直到四、五月連續暴發群體染疫事件、亞東發生院內感染，危機意識立刻提高，加快疫苗接種。從五月十四日到五月下旬，疫苗接種率從百分之二十上升到百分之七十，新冠肺炎專責照護區甚至達到百分之八十七，透過疫苗注射，群體防護力才更為完備。

世界衛生組織表示，疫苗接種率必須達到百分之七十，才能產生群體免疫效果。因此院方在新冠疫情期間就不斷對內宣導施打第二劑新冠疫苗，七月底，全院三千五百多位專責人員之疫苗接種率超過百分之七十，院內群體免疫效果達標，不只維護了醫院人員的健康，同時也守護了病人和陪病者的健康。

七月二十六日，疫情警戒降到二級，亞東醫院仍謹慎以待，擔心社區還存在隱形傳播鏈。因此院方善盡醫學中心的責任，不斷釋出內部醫療能量，來對外進行快篩和接種疫苗，希望貢獻一己之力，即早達成社區群體防疫的效果。

運用科技，防堵破口

然而百分之七十只是一個數字，不代表打了疫苗就不會染疫。職安總在魏甫的帶領下，不斷持續進行防疫宣導，並配合醫院政策，儲備更多對內的後勤能量，還要能夠對外支援，甚至要超越疫情。

那麼如何使院內員工的疫苗接種率更為提升呢？院方應用 Tableau 軟體進行即時性查詢，明確掌握每個單位、每個人施打疫苗的情況，做為單位之間的提醒，以免出現可能的破口。魏甫說，「水桶理論」就是很好的說明：一個水桶能裝多少水，並不取決於桶壁上最高的那塊木板，而是取決於桶壁上最低的那塊。所以如果有人沒做好防護，就可能成為那個破口。

因此院方的防疫小組每天都在追蹤，提出正面表列到負面表列，提醒哪些單位的防護力要再加強；各單位的入口張貼防疫率公告，載明該單位「第一劑新冠疫苗接種率已達百分之百，第二劑已達百分之七十（或更高）」，不但可藉此督促同仁，並以此向病人和陪病者聲明該單位是安全的，可以安心就醫。同時透過 LINE Bot 推播給每一位應該接種疫苗的同仁，做必要的提醒。

魏甫可說是苦口婆心，與環安課同仁後續還不厭其煩的跟催，例如透過每天早上請大家用手機掃描 QR Code 填寫問卷，再加上每天到班的紀錄，不斷追蹤是否有異常情況發生；同時關心同仁施打疫苗後是否有副作用或任何狀況，加以列管。以綿密的過程進行完整的追蹤，無非是希望不要有任何疏漏，讓病毒有可乘之機。正可謂「毋恃敵之不來，正恃吾有以待之」！

第十章

跨科別斜槓火速馳援：靈活應變的「胸腔二科」

受訪者：內科部彭渝森主任、鄭順意護理長

胸腔科8D病房暴發院內感染事件，內科部主任彭渝森與外科病房護理長鄭順意受命接手病房，目的是清零，並將病人安全護送到檢疫病房。從事發到清零總共八天，後續花兩天時間清消環境，8D又再度轉型為新冠專責病房。

彭渝森表示，當他接到指令要緊急調派人員去照顧8D病房的病人時，事實上他一個胸腔科醫師都沒有（因為都被匡列隔離了，其餘在守專責加護病房）。他很感謝心臟內科吳彥雯主任，身為教授，一樣投入應變。他調集內科其他次專科六位自願上陣的主治醫師。當時他們笑稱亞東醫院「胸腔二科」成立，這是一個沒有胸腔科醫師的胸腔二科。

鄭順意五月十六日接到命令，團隊二十位護理師歷經十六小時的整備，十七日早上八點正式進駐8D病房。由於前團隊全部進行居家隔離，當時病房還有三十四個不熟悉的病人、三十六個情緒高張的陪病者，可以想見團隊是倍感壓力。

「其實病人和家屬才是最慌亂的。」發生院感事件後，家屬就進不來，一定會擔心害怕。所以彭渝森率領醫師進駐時，要求所有主治醫師親自打電話向家屬說明病人現況、醫護人員會全力救治，持續與院外家屬保持聯繫，安定人心。

轉變心態，穩定士氣

團隊進駐後必須轉變心態。首先，護理師由外科轉內科，相對不熟悉，鄭順意回憶各團隊在第一時間的支援，如邱冠明、彭渝森以及後來接力的王秉槐，明確指示每天的目標及注意事項；感染管制中心主任廖俊星身處戰火中仍然伸出援手指導，在普通病房來不及營造負壓環境的克難情況下，如何規劃動線。

一上戰場必須馬上應變，彭渝森指出兩個重點，首先是救援團隊進入後如何穩住士氣？畢竟真的上陣和上課模擬就是不一樣。幸而鄭順意在護理站指揮若定，他認為主管就是要挺身站出來。

第二，注意所有工作人員的情緒，他們希望大家都有面對疫情的使命感，但不能否定每個人心中的不安與害怕；再者，許多病人還有肺纖維化、慢性阻塞肺等疾病，病情多變難以照顧，大家都背負沉重的照護壓力。此時人員輪替就顯得非常重要，必須制定公平的排班。他訂了一條規定：「只要這個月是專責病房的住院醫師，下個月一定讓他出來喘口氣。」

在品質與效率間追求完善

彭渝森擔任現場指揮、照顧病人以及聯絡窗口等任務，會接收到相當龐雜的訊息，剛開始，只能用「混亂」來形容。面對病人突然暴增、院內外各方需求，甚至是病人病情突然變化，反應要很快，根本無法用一般的電話聯絡及簽呈處理，全部都是在 LINE 群組上進行溝通。

他的聯絡群組包含感染科和胸腔科主任、主治醫師、感染管制室、護理長、督導、加護病房、急診醫師，做最立即的溝通，提高效能。他偶爾會以幽默的方式來表達，適時舒緩大家緊繃的情緒。

鄭順意同樣要處理無數訊息，幸好彭渝森每天早上開了應變會議後，就會到護理站向她快速說明重點，使她明確掌握每日目標。有些臨床情境需要長官做決策，她向彭渝森彙報之後，他都會笑笑回答：「你跟對方講這就是彭主任的裁示。」彭渝森的信任，使護理人員能放心在前線作戰。

此外，彭渝森身為主管，疫情期間常遇到住院醫師無法負荷突然湧進來的大量病人，忙碌的主治醫師會認為這是住院醫師分內的事，院方則認為病人進來是社會的需求，不能用任何理由阻擋病人。面對這種情況，囫圇吞棗的應付病人必定損害醫療品質，因此彭渝森的做法是立即調動人力協助解決問題，在品質和效率之間盡量追求完善。

彭渝森同時也擔任新北市衛生局專責病房的聯絡窗口。他說，新北市政府要精準掌握病人的流向、病床的開設，要求醫院每日呈送報表。他在和醫療事務處人員溝通之後，就直接在群組向醫院長官請示與確認；回覆給新北市政府之後，市府長官也會很快回應。所以新北市政府的數據從基層到往上呈報，都非常精確且即時，不會產生數據上的混淆。

當時新北市政府動員轄下所有醫院，即使是一百床的地區醫院，都要協助收治病人。曾有某醫院希望亞東醫院加護病房協助收治一名四十二歲、呼吸衰竭瀕臨命危的病人。病人上有老母、下有兩個幼兒，彭渝森迅速收治。這事件的應變有賴新北市組織的群組可即時聯繫，若像過去要層層上報，根本來不及處理。

大家分配到不同領域去照顧確診或疑似病人，彭渝森認為不論在哪個單位，最重要的是溝通協調要快，同仁有任何想法，主管要立即回應。疫情期間他每天低著頭看 LINE，回應所有人的詢問，從實習／見習醫師、住院醫師、主治醫師、醫院其他團隊到新北市政府，他笑說：「近視都加深了，手機也快壞了！」

病人和家屬才是真正的老師

新冠疫情中兩難的狀況，國內外都曾上演。一位六旬男性因確診被送到亞東醫院，病況不嚴重，還能走路。只是家人全被匡列，無法來陪病，他在病房內焦慮難耐，竟拿枴杖打了護理師逕自逃走。病人脫框會將病毒散播到社區，後果難以想像。病房立即通報新北市政府消防局協尋。

接下來要怎麼處理面臨了兩難，因為依照傳染病防治法，必須強制就醫，避免傳播病毒；但病人無法平心靜氣接受處置，家屬又無法進來陪伴，如何安撫他？更麻煩的是醫護因為打人事件對他產生恐懼，又該如何處理？

彭渝森考慮了很多方案，所幸醫院周遭有合作的集檢旅館可安置他，那裡的環境比醫院隔離室舒服，有電視、室內電話，家屬可以透過電話安撫他的情緒，還有警察維護安全。

回想這段期間，彭渝森坦白，「無論做了多少訓練和整備，還是無法盡如人意。」然而病人和家屬的包容讓他很感激。很多病人在離開時向他們道謝，彭渝森認為他們只是盡本分而已。他和護理長一致認同，很多事情是書上沒寫的：「病人和家屬才是真正的老師，教會我們怎麼看病！」

承擔使命的最佳時刻

鄭順意說院方貼心安排他們入住醫院的抗疫臨時宿舍，團隊護理師沒有當職時就在宿舍吃吃喝喝、互訴情緒，紓解工作壓力。令她印象深刻的是，一位才到職七個月的護理師，經驗相對薄弱，依然積極投入抗疫行列。但她不敢回家，也不敢向父母傾訴，於是在宿舍偷偷落淚。和她同寢的副護理長陪她發洩、陪她哭，隔天又生龍活虎的去上班。

即使像鄭順意這樣已有二十一年資歷的護理師，在疫情嚴峻期間也曾經大哭過。當時院方為大家進行PCR採檢，她取得陰性證明，終於決定回家。但可能因為天氣熱、水喝得少，體溫升到三十七．七度，先生擔憂的眼神，讓她倍感委屈：「我是否不適合回家？」於是又默默收拾行李回到宿舍，獨自嚎啕大哭。

先生立即來電安撫，解釋說擔心她在家裡若是發燒或出現症狀，他不知如何應對和處理，並且買了她愛吃的食物來陪她一起享用。在那當下，工作人員的心靈是很纖細脆弱的，家庭的支持分外重要。

即使在描述自己心情波動的時候，鄭順意的語氣仍是不疾不徐，特別能安定人心。她說：「使命是給願意承擔的人，一個好的學習機會不見得是在順境之中發生，而是在逆境之中有一個絕佳的學習機會，使人們能夠體悟得更深。無論事情起於何時，一旦發生了，都是承擔使命的最佳時刻。」

護理團隊臨危受命，持續投入院內外不同領域的抗疫工作，最後在七月一日全員復歸回到原本的外科病房。經過這番洗禮，她覺得每位護理師都長大了，心智變得更成熟，對待人生的經歷更有智慧。

第十一章

打一場資源稀缺的勝仗：重症醫學部備床百米賽

受訪者：重症醫學部辛和宗主任、護理部劉彩文督導加護病房專門收治與死神拔河的重症患者，為了能更有效的運用資源，加護病房有了專業分工，亞東醫院重症醫學部就設置了四個成人加護病房：心臟血管加護病房、內科加護病房、外科暨創傷加護病房、神經加護病房。

今年五月中旬疫情升溫，醫院湧入許多重症確診者，需床孔急，於是重症醫學部主任辛和宗緊急協調內科加護病房、神經加護病房全開成為新冠肺炎專責加護病房，不分你我、全力救人。

其實去年四月，台灣小暴發一波新冠疫情，時任副院長的邱冠明當時便不斷提醒辛和宗，不能自滿於整備了5F2一區十床的微負壓專責加護病房，他自願烏鴉般的提醒與要求重症醫學部如何因應疫情的下一步。

今年一月，部立桃園醫院暴發新冠疫情院內感染事件；四、五月接連發生諾富特事件、獅子會群聚，辛和宗以為這波疫情能夠像部桃一樣很快平息，沒想到，五月十四日亞東醫院就發生了院內感染事件。敵人不再遙不可及，疫情瞬間進入三級警戒。

人與床的整備

「重症醫學部的應對在哪裡？」邱冠明舔著傷、忍著痛，不斷催促辛和宗。五月十五日，辛和宗下達內科加護病房恆空五床做為冗餘應變的指令，當晚內科加護病房的第一批兩張負壓隔離床用罄，隨即依照去年的規畫，準備啟用5F2的十床微負壓專責加護病房。

但傷腦筋的是，此時5F2還收治八床一般重症病人，十六日中午，新冠肺炎重症病患直接淹過了內科加護病房的防線。

為了拚搏一天後啟用全區的5F2，辛和宗於十七日橫向聯繫疏通了外科、心血管、神經三大加護病房以及呼吸照護中心，一個早上分派吸收掉5F2這八床。整備好5F2專責醫護團隊後，十八日啟動了枕戈待旦一年多的專責加護病房十床。

然而新冠重症病人搶進醫院的速度，遠超乎大家的預期，僅僅第三天，十床用掉了八床。辛和宗於二十日早上的應變會議上，宣告內科加護病房最大區

5F1的二十床開始「只出不進」的疏散計畫，他的手機頓時不斷傳來該單位同仁的反應，「我寫下『必要之惡』四個字，委請內科加護病房主任和同仁擔待後，內心湧起孤立無援、混沌不明的挫折感。」

二十一日早上在取得邱冠明的諒解下，辛和宗對外界高掛免戰牌，先讓專責加護病房的量能去專心化解院內新冠肺炎專責病房惡化的病人。耳機裡響著線上應變會議其他同仁報告聲的同時，他突然靈光一現，「與其看著醫學系同學在群組中清談著雙北疫情惡化，倒不如讓他們知道『戰場上真正的殘酷』，何況同學中還有擁有媒體話語權的醫師公會全聯會副祕書長羅浚晅醫師，和中央行政決策的醫事司劉越萍司長。」

當日，羅副祕就在媒體上披露亞東醫院的醫療緊繃狀況，劉司長同時快速整合架接跨區的醫療資源，協助亞東醫院建立起後送新冠肺炎病人到台中榮總的疏散機制。

二十三日午前，他跟邱冠明敲定了燒傷病房5C2做為下一階段專責加護病房的地點。心裡仍糾結著將內科加護病房 5F1二十張床全部轉為新冠肺炎專責加護病房的想法。

傍晚，衛福部下令全國醫學中心必須設置至少二十床專責加護病房，辛和宗還在思量怎麼湊齊這個床數時，邱冠明於晚間八點四十二分就來電：「為什麼不把5F1的床全開呢？」於是在邱冠明的指示下，5F1二十張床就地轉型。

當初他們花了兩年多，親力親為設計出全新的5F1，那是專為內科重症患者打造的溫馨空間，對於它能給病人帶來溫暖的醫療有很多期許，讓它變成戰場，辛和宗心有不捨。但疫情來勢洶洶，容不得他們想其他替代方案。

辛和宗隨即聯絡轄下所有加護病房主任和護理部劉彩文督導，晚上九點三十分召開線上會議，盤點照護人力、規劃如何疏散現有的十二床一般重症病人。他暗自慶幸三天前自己獨斷的讓5F1只出不進，不然疏散的壓力會更大。

翌日，花了六小時疏散5F1所有病人，工務處彭啟宗組長率領修繕組同仁死命趕工，整建緩衝區和清潔區，讓5F1醫護可以順利工作。二十五日零時三十分，彭啟宗與工務人員使命必達，完成整建工程，辛和宗深深的向他們一鞠躬道謝，「用雙手實作來打造世界的人，永遠值得尊敬。」

5F1二十床專責加護病房的啟用，讓病床增加到三十床，五月二十五日這天，亞東醫院成為全國擁有最多新冠肺炎專責加護病床的醫院。

啟動部隊換防計畫

五月二十五日晚上七時許，邱冠明來電交代辛和宗，週末務必完成原燒傷病房5C2整建為專責加護病房的任務，命他調一支部隊去打這個多出來的防線，二十六日早上就要得到答案。

「天啊！內心的小宇宙頓時風狂雨驟，我何德何能憑空生出一支十人左右的重症照護隊伍？」當辛和宗正傷腦筋要去何處挪借兵力時，又靈光一現，與其到處借兵充滿不確定性，不如親身帶自己的部隊去打，並將原來自己的防區——心血管加護病房，移交給平常已有業務交流的心血管中心換防。兩小時後，邱冠明首肯了這個大膽的「部隊換防」計畫。

二十五日又是晚上九點半，辛和宗召集親兵部隊開線上會議，跟他們說：

「我們要去打一場不熟悉的仗，我不知道資源在哪裡，也不知道支援在哪裡，但是我一定與大家同在！」

這番表白凝聚了同仁的向心力，都願意一起去打5C2這場仗。隔日，電話來來回回溝通了所有新增加護病房單位的行政作業，二十六日上午，「綜合加護病房」5C2這個部隊番號橫空出世。辛和宗笑說，他原本想將之命名為「和宗（合綜）加護病房」。

經過一日整備，原心血管加護病房的醫師專護隊伍，整部開進5C2，十二張床於二十八日啟用，此時亞東醫院開了四十二張新冠肺炎專責加護病床。

與此同時，原神經加護病房5C1也被納入就地轉型的規畫，依舊要面對疏散病人的問題。使命必達的工務處負責物理隔屏的工程整備，二十九日完成原有神經重症八床病人的疏散，三十日5C1的十六床變身為新冠肺炎重症照護病床。

軍令如山，重症醫學部自五月二十四日到三十日，原地轉型三十六床與新增十二床，加上原本的十床，自此，亞東醫院擁有了五十八床新冠肺炎專責加護病房，奠定了可以容留全國百分之十一重症收治的基礎。

放心，我與你同行

辛和宗表示：「空間、硬體及設備，只要花時間、敢投資，就可以像變魔術般變出來。這段時間最難的，其實是安定同仁浮動的心和調配人力。」

首先向同仁信心喊話：「打了第一劑疫苗加上做好防護，其實是不用怕的！」再來是安頓因為疫情影響而「無家可歸」的同仁，幸好院方提供宿舍，職安總也和醫院附近的旅館洽談員工入住專案，都幫了大忙。

調配人力方面，內外科的資深住院醫師均響應徵召，各病房四十四位副護理長在護理部周繡玲主任的調配下，都願意拔階回到第一線；劉彩文督導盤點護理人力，採十二小時班制，再加上以前轉調出去的戰友自願回來幫忙，總算有了足夠的人力。

然而要說服護理師去照護新冠肺炎專責加護病房的確診病人並不容易，辛和宗好奇的問彩督（對劉彩文督導的暱稱）是如何辦到的？彩督果然不愧是有三十多年資歷的老鳥，她說如同二〇〇三年ＳＡＲＳ戰役那般，她和護理長帶著護理師一起進去隔離室，一步步的教導同仁如何穿戴防護裝備及照顧病人的技巧，陪著同仁一起打仗；並利用病房內的攝影機連接到 iPad，就可以觀察病人，隔離室外隨時有人支援，於是護理師不再卻步，勇於接下任務。

辛和宗說，院方在五月中旬向醫院基金會申請了兩千萬元搶購物資及個人防護裝備，像是防護衣、N95口罩等等。當時洛陽紙貴，這些裝備都漲價了，但基金會還是積極整備，就是要讓醫療人員在這段時間的防護物資不虞匱乏。

然而亞東醫院向來都在打資源稀缺的戰爭，因為亞東是私人醫院，沒有自己的醫學院可以提供大量住院醫師或年輕醫師的人力，而且沒有公家預算，亞東醫院以一個私人醫學中心扛下這樣的角色，每個人善盡本分，保衛自己的家園——醫院與病人！

已在亞東醫院服務近二十年的辛和宗說，照顧這樣高度傳染性的病人，其實院方和各部門從二〇〇三年SARS之後，到今年已準備了十八年，終於有信心來打這場仗，包括防護與公衛措施，以及篩檢、疫調、匡列隔離的程序，還有各種防護配備的穿著、醫院治療的動線規畫，都是這十八年累積下來的加分功力。

回想院內感染事件暴發之後，辛和宗語帶激動的說：「當時的心態是，今年正值亞東醫院成立四十週年，如果我們讓它落到封院，真的是千古罪人。我們從跌倒的地方站起來，要讓別人看到我們站得更直、更挺。」

辛和宗和劉彩文原本對於將內科加護病房5F1二十張床全開感到糾結，兩個月後的5F1果然像戰場，讓他們心疼極了。當卸載之後全面清消，採檢報告都正常，恢復到以前的模樣，他們笑說好像又把這個孩子找回來了，而且這孩子還很爭氣的打了一場漂亮的仗！

第十二章

迅速切換模組大搬風：護理軍團的暖心抗疫路

受訪者：護理部周繡玲主任、楊素真副主任、謝嘉芬督導、程音督導、陳美芳督導、劉筱琪督導亞東醫院護理部的人員占全院人力的一半，五月中疫情升溫，護理部總動員，立即展開防疫行動，包括：床位調整、專責病房及加護病房的開啟、人力整備、角色重置與再學習、環境動線再優化、善用護理資訊系統NIS……等。

護理部主任周繡玲引用《聖經》裡的一句話：「我們曉得萬事都互相效力，叫愛神的人得益處。」此時正好適用。在疫情嚴峻時期，新冠肺炎專責加護病房最多開到五十八床，同時還要維持原來兩個加護病房四十張床的量能，如何調派具有加護照護能力的護理師，立即成為加護病房的人力，著實考驗主管的智慧。由於護理人員晉升的條件，就是至加護病房受訓至少半年以上，此時調派所有單位的副護理長進駐專責加護病房，是最佳選擇。

此外，新冠肺炎專責病房亦開設一百四十五張床，需要更多護理人力的投入，幸好亞東醫院去年就已招募三、四十位自願到專責病房的護理師；同時因為疫情升溫，有開刀需求的病人減少，內外科病房入住降載，除內外科病房做為專責病房外，亦可重新分配人力來照護確診又需住院的病人。

五月底雙北確診人數暴增，新北市政府衛生局為阻斷輕症確診者傳播鏈，於是啟動加強版集檢所，亞東醫院於五月二十七、二十九日各承接板橋和三重兩家加強版集檢旅館收治輕症確診個案，護理人力的調派又成為考驗。

由於醫療量能降載，因此得以重新調整（repurposing）產兒科、開刀房、麻醉科護理人員的工作內容與範圍，做為進駐集檢所的人力。護理部在這波疫情中承接照護超過一千兩百位確診個案，近兩千位護理師毫無退縮，站在抗疫第一線。

打破科別，護理大搬風

護理部副主任楊素真負責急診區域，她說，從四月二十日華航諾富特事件開始，每當有確診個案時，她會學習蒐集個案足跡的方法，開會時也讓同仁分析這些病人在什麼情境下確診、會經過哪些路徑；五月十四日發生院內感染之後，就開始每一個案件的學習。

程音督導負責新冠肺炎專責病房，以及護佐、傳送員、外包人員管理。她與同仁規劃讓環境更安全、更優化，例如在護理站做了塑膠帷幕，拉成安全的動線。

專責病房原本是一人一室，疫情嚴重時病人數大增，改為兩人一室，床位的調配要非常快速，環境的維持和清理也非常重要。護佐們平常就會接受基本訓練，全副武裝來承接這項重任，除了要帶著清潔設備進到住有確診病人的病房清理環境外，還要在病人解隔出院後，迅速整理清潔，讓下一個病人可以很快入住。從五月底一直到專責病房陸續卸載，全賴護佐的配合。

劉筱琪督導負責外科病房及照服員的管理。她表示，泌尿外科病房護理師在兩天之內轉移到檢疫病房，骨科病房轉型成收治陽性個案的專責病房。骨科護理師參與照護確診患者，雖然不同的專科難免讓人擔心，但他們參與整個流程的規畫，知道照顧過程中可能面臨的情境，心理有所準備，因而能沉穩應對。而綜合性外科所有人員則被安排到其他單位支援，尤其是胸腔內科，是疫情期間最嚴峻的單位，護理師都能執行最佳的防護措施，保護自己、同仁及病人。

陳美芳督導負責的婦產科病房、兒科病房、產房、兒童暨新生兒加護病房也迅速調配人員。疫情期間，產兒科病房住院人數減少，於是暫時關閉兒科病房，挪移到婦產科病房合併照護，兒科二十八位護理師分散到十四個病房支援，對大家的衝擊非常大，兒科護理師跟著各病房護理師重新全面的學習。

幸而護理部平時就有防疫相關培育課程，奠定護理師良好的基礎，而且護理本質是不變的，就算轉移到其他專科單位，都能很快上手。院方和護理部也未雨綢繆，從二〇二〇年疫情燃起星星之火時就開始準備，規劃護理人員重新調整的訓練，以免疫情來襲措手不及。

陳美芳特別提到，產科病房做了一些動線的優化，準備多條路線迎接情況緊急的產婦。尤其是產婦若入住新冠肺炎專責病房，不能移動到產房，就得由產科團隊去隔離病房接生。為此，生產團隊（包括醫護人員、行政人員、清潔人員）進行了多次高擬真演練，練習進入專責病房為確診產婦接生的整備。

急診也有因應措施，若是一般產婦在急產的狀況之下，來不及走分流動線到產房或手術室，負責生產的團隊必須很快進駐急診，因此順產小組因應而生，也設計了急產包，能夠背著直接到急診接生，幸好疫情期間所有生產過程都很順暢。

周繡玲在這次「打破科別」通力合作中，領悟到兩件事：第一，不要用舊有思維來處理新事物，疫情來襲的所有調整是教科書裡找不到的；試著想想，一位確診個案可能同時有外科、內科的問題，外科人員也要能照顧好染疫的內科個案。

第二是調整心態，「讓過去離開，換恩典進來」，醫院的院感事件非大家所願，但不妨以公民思維去思考，在別人的需要上，看到自己的責任。

謝嘉芬督導也感動的說，疫情嚴峻期間，癌症個管師也前來支援，他們平時都會聯絡病人、關心病人，疫情使他們走到戶外、參與戶外快篩，與協助疫苗注射；手術房的護理師也跨出手術台參與防疫行動，這些畫面令她難以忘懷。

資訊系統與環境再優化

謝嘉芬負責的單位是手術室、癌症中心以及護理資訊系統。她表示，疫情起落會牽動整個政策的滾動，護理資訊系統NIS在這次疫情中發揮了很大的作用，因為有效整併了相關資訊，包括：住院病人與陪病者TOCC、PCR及快篩追蹤、疫苗注射狀態、陪病者每日健康紀錄，以及病人來自機構或洗腎中心等查詢，讓護理人員即時獲得訊息，在照護上就能夠提高警覺。

程音指出，新冠肺炎病人大多無法行動，需要護理人員執行所有照護，但穿著全身防護裝備無法一直待在病床旁，因此院方在專責病房每間隔離病室都裝設視訊鏡頭，當病人情況危急、有呼吸問題，經由視訊能觀看設置在病人身上儀器所呈現的生理參數。若是三、四歲的孩子，則可看到需求和安全性。視訊鏡頭還可調整方向，即時和病人做影像及語言互動，不但實用，也增加了醫療的溫度。

劉筱琪表示，疫情期間為了單位通道的安全，醫院病房區的通道也安裝視訊鏡頭，同時連接到護理站或護理工作車上的電腦，可即時發現並有效管控人員的進出。此外，在病房的出入點裝設蜂鳴器，若有人誤入，蜂鳴器就會警示提醒。這些設備對護理人員在維護病人的安全措施發揮很大的作用。

我護理，我驕傲

疫情當中，除了顧及醫院量能之外，護理人員還要支援加強版集中檢疫所，外展支援疫苗施打、做篩檢。周繡玲認為，擴張護理的帳幕，不只是大搬風而已。

此外，長照居家病人的照護需求不會因為疫情而改變，例如需要換三管：氣切管、尿管、鼻胃管。護理部給予居家護理師完備的防護裝備，讓他們能安全進入病人家中，給予該有的照顧。

她感動的說，疫苗足夠時，當新北市衛生局詢問是否願意為居家長者施打疫苗？居家護理師義無反顧，和醫師一起投入這項任務，搭計程車一家一家的去，評估長者的狀況並執行疫苗注射。

同時居家護理師也加入伯拉罕共生照顧勞動合作社「微光守護」專案，當確診個案完成治療回到家中，或是還在居家隔離的病人有居家長照需求，護理師和醫師會前往病人家裡為他們做評估，並在他們家中裝設遠距生理監控，執行視訊關懷，也能協助病人約診回院就醫。

周繡玲說，剛開始大家難免擔心要去照顧確診個案，當護理師擴張自己的帳幕時，所展現的力量，就是對抗新冠肺炎病毒，同島一命，一起護衛台灣及新北。看到病人一個個解隔出院，就是照護最大的成就感。在這場戰役中，沒有從天而降的英雄，只有挺身而出的護理師，可以大聲的說：「我護理，我驕傲！」

第十三章

抓準時機對症下藥：感染科成功減少重症

受訪者：感染科楊家瑞主任、整合醫療內科劉佳穎主任（專責病房）

新冠疫情來襲，感染科發揮了極致的專業能力，提供醫院抗疫人員關於疾病與診療方面的指導。疫情之所以能夠穩定，感染科是非常關鍵的部門。

感染科主任楊家瑞說：「過去原本就有六隻冠狀病毒會常規造成呼吸道感染，但大多是造成輕症，直到SARS及MERS的出現，才發現原來冠狀病毒也可能造成重症。而造成此次大規模疫情的主角，SARS-CoV-2 是 COVID-19 的病原，二〇二〇年一月才被鑑定出來。」

這隻新型冠狀病毒容易和呼吸道細胞接觸而感染到人體，初期病程會花一段時間讓病毒大量快速的複製，此時呈現的主要是上呼吸道或非特異性的感染症狀，例如發燒、咳嗽、流鼻水、全身倦怠等。

比較特別的是，肺部裡面有不少容易和它結合的受器，然而人體過去從來沒有接觸過這樣新型的病毒，因此感染肺部細胞之後，容易產生劇烈的發炎反應。原本是希望藉由強烈的免疫力來清掉病毒，但意外的會同時造成身體的傷害，大約有一到兩成的人因而產生重症，甚至造成呼吸衰竭、多重器官衰竭、休克及死亡。

目前已有多種變種病毒存在，其中四種主要變種病毒可能已有致病力或傳染力增強現象，包括α、β、γ、δ等，國外文獻稱為Variants of Concern（VOC），且變異還沒停止。變種病毒可說是物競天擇之下的產物，當病毒在人群當中感染的人數愈多，為了求生存，它會產生變異，人體便會發展出對抗它的免疫系統，包含開發出單株抗體或是疫苗；病毒也會想辦法求生存，方法就是把自己的結構進行修整，逃過被免疫系統清除的命運，於是就出現了所謂的變種病毒，讓它更有效的入侵人體，躲過人體預警的機制，更容易感染到大量人群。

瑞德西韋的救命黃金期

整合醫療內科主任劉佳穎（亦為感染科醫師）於疫情期間發現，COVID-19病毒入侵初期，病人會產生發燒、全身倦怠等症狀，雖然有不舒服的症狀，但這段期間血氧指數似乎還持平。但在病程的第二週左右，部分病患經過PCR檢測有病毒量下降現象，但此時身體的血氧濃度和肺部浸潤反而才開始惡化。

對此，科學家做了大量研究，發現有部分病人體內病毒雖已開始被消滅，病毒量下降同時，身體因為產生過強的免疫反應，反而開始出現肺部浸潤、血氧下降或是身體多重器官受影響，以及凝血功能異常、血栓等現象。

經過這一年多以來的經驗，科學家發現，假設在前期（尤其是前七天）大量病毒進入身體、病毒大量複製時，及早為病人投予瑞德西韋（Remdesivir，一種核苷酸類似物前藥，使用靜脈注射）可阻止病毒複製，降低病人演變成重症或是對氧氣的需求。其作用機轉是瑞德西韋給病毒假的核苷酸，讓病毒無法有效複製它的遺傳物質，從而達到殺死病毒的效果。從美國的經驗看來，雖然沒有辦法完全降低病人的死亡率，但是可以降低發展成重症的機會。

但假如病程進展到後期，病毒量已在下降，但體內各式各樣的發炎物質急遽上升（身體免疫風暴時期），病人開始有血氧不穩定、肺部浸潤增加，甚至多重器官衰竭時，依照國內外的經驗，此時使用瑞德西韋對病人的幫助有限，反而要使用類固醇和免疫調節劑，讓免疫系統不要對身體造成太大的破壞，等待身體修復，病人才會自然復原。

那麼類固醇該何時介入才恰當呢？楊家瑞表示，只要血氧數值開始浮動，就可以使用類固醇。根據國際資料顯示，適時為新冠病人投予類固醇，可以改善個案存活率。如果死亡率以一來表示，類固醇可以讓死亡率降低百分之二十到三十。

除了類固醇，由於發炎反應還有其他特殊因子會去啟動特殊的介質，像是IL-6（會誘發免疫反應的介質），這時就需要免疫調節劑的介入。從國外資料顯示，使用免疫調節劑可明顯降低重症病人的死亡率，甚至無器官衰竭的天數也明顯較長，這說明了免疫調節劑有效抑制嚴重發炎反應所造成的影響。

瑞德西韋、類固醇、免疫調節劑堪稱目前治療新冠肺炎的三寶。瑞德西韋必須使用五天到十天，一天注射兩次，不太方便在門診執行，住院投藥會比較適合。

單株抗體是救命神藥？

楊家瑞說明，單株抗體也是透過靜脈注射，其用意是用合成的抗體直接把病毒中和掉，使用時機和瑞德西韋有點類似，要在症狀輕微時介入，目標是把病毒量快速降下來，才能達到效果。也有人說單株抗體是新冠肺炎的救命神藥，其實這取決於辨識出個案時機的早晚。

劉佳穎強調，如何讓新冠肺炎病人「不要惡化到重症」是大家努力的目標。瑞德西韋、單株抗體都是透過中和掉病毒，很有效的治療方式。不過兩種用藥的概念不太一樣，瑞德西韋是直接阻斷病毒的複製，單株抗體則是結合到這些病毒上，讓病毒不會進一步破壞身體。

單株抗體在國內外使用的經驗來看，安全性相當高，即使在高齡或是器官功能退化的個案身上，耐受度都相當良好。唯一要注意的是，這些免疫球蛋白製品最怕的是過敏反應，雖然機率僅有數萬或十萬分之一，然而一旦發生，會出現劇烈的過敏反應，所以必須在醫院的觀察下使用。目前使用單株抗體的個案都沒有明顯的過敏現象，病患反應都相當良好。

楊家瑞分享，美國默克藥廠研發口服抗病毒新藥 Molnupiravir，預期要進行全球的第三期臨床試驗，也會在台大醫院、部立桃園醫院進行。這個藥物和瑞德西韋的藥物機轉有點像，但更具優勢，因為是口服劑型，方便許多。最好能在症狀出現的五天之內服用，效益最大，早晚各一次、使用五天。

最重要的是這種新藥可縮短臨床病程，也就是縮短不舒服的時間，並可降低住院或進展成重症的機率。且這個新藥最大優勢就是口服，相對於瑞德西韋和單株抗體都是使用針劑、於住院時投藥，口服抗病毒新藥對病患的耐受性、方便性會改善很多。若是第三期臨床試驗成功，它就有點像克流感，在病人快篩或是PCR檢驗呈陽性，還未發展成重症前，就可以快速服用，減少變成重症的機會。

此外，美國輝瑞藥廠也在研發口服抗病毒新藥，可望在今年第四季進入第三期臨床試驗。這兩項是目前比較有前景的抗病毒藥物。

隔離病房的「勇和淚」

隔離病房內，總有說不完的故事。劉佳穎提到，疫情期間，新冠肺炎專責病房收治最多確診者時，同時有三、四位小朋友，多數都是和家人一起送來的。然而有一位五歲的小男孩，父母在檢疫所隔離，阿嬤確診已住進病房了。據說他是自己搭防疫計程車到醫院急診，護理師為他抽血、戳鼻子快篩都不哭不鬧。然後護理師牽著他一起搭電梯，來到阿嬤的病房前，他很勇敢的敲門，進去陪阿嬤，看了實在讓人心疼。

另一位確診的三歲小女孩，原本和爸爸同住一間病房，但爸爸很焦慮的走來走去，不斷唸著：「我沒有辦法照顧她……。」後來爸爸被防疫計程車送走，阿嬤又趕不及來陪她，小女孩害怕得哭了。

於是醫護人員請五歲小男孩來陪伴她，讓他們待在一個沒有其他病人的房間玩玩具、捏黏土、畫畫。有小男孩的陪伴，小女孩總算安定下來，順利銜接阿嬤不在的這段時間。

在疫情的威脅下，除了得克服自己對疾病的恐懼，若還願意伸手助人，更是難能可貴，何況是個五歲小孩。

楊家瑞感嘆道，疫情期間常見家庭群體染疫，甚至多到十幾個人。由於發病時間不一致，同一個家庭的人常常被迫送到不同地點收治。除了面臨分離與被隔離的焦慮，更擔心家人會不會有事。有位病人的父親，在另一家醫院過世了，他連探視、處理後事都無能為力，非常痛心難過。幸而護理人員付出許多關懷，醫院的臨床心理師也給予支持，陪病人度過隔離的煎熬。

楊家瑞語重心長的說，大家要調整心態，未來的目標，是要讓新冠肺炎流感化，雖然可能感染，但不讓身體造成太明顯的傷害。這就有賴於大量施打疫苗，甚至也許要每年或每兩年追加施打，並期待新開發的口服抗病毒藥物，學習與病毒長期共存。

第十四章

戰神背後的無敵團隊：各科加護病房奮力抵擋重症海嘯

受訪者：內科加護病房張厚台主任、神經加護病房郭曄嶸主任、呼吸治療組袁再明組長、沈容安護理長、葉秀雯護理長疫情升溫後，身處風暴圈的亞東醫院出現一支媒體盛讚的「台姐團隊」，領隊的內科加護病房主任張厚台獲稱「戰神」封號。原來這是中央流行疫情指揮中心醫療應變組副組長羅一鈞對她的讚歎和感謝。向來不居功、視同仁如家人的張厚台說：「這都是團隊的功勞！」

張厚台說，所謂「台姐團隊」，不可能是疫情一來才成立，之前就有個核心團隊——內科加護病房全體人員，照顧內科重症病人原本就是他們的任務。若是病人數瞬間暴量、需要其他加護病房醫護人員前來支援，核心要更穩固的進行流程，使其他非專科人員能盡快進入狀態；一旦病人多到需要擴展至其他加護病房時，該單位人員已在內科加護病房學習到照顧新冠重症病人的方法，等於是把經驗移植過去，接觸病人時更能胸有成竹。

神經加護病房主任郭曄嶸表示：「我們效法張厚台主任的做法，讓神經加護病房轉型為新冠肺炎專責加護病房，少走了很多冤枉路。」但轉型之前的因應方式，就是停止常規手術降載八成的入住人數，全部成人加護病房不分專科共同照護，才可能有多出來的人力，轉到專責加護病房去照護新冠重症病人。

加護病房不一定是最佳選擇

在亞東醫院已有二十年資歷的張厚台，接受院方指派負責新冠重症病人床位調度，每天早上一方面在開全院的線上應變會議，同時也在調配重症床位，因為這些病人不能在急診或病房待太久，否則會形成非專責單位照護人力的負擔，也容易造成傳染。所以，新冠肺炎病人狀況轉劇時，可以及早轉進加護病房照顧，不至於在病房因照護不及而發生心跳停止事件。當新冠重症病人入住加護病房之後，她便去視察該單位的照顧狀況，確認是否需要協助，透過數個加護病房通力合作，才得以穩住狀況，成為院內新冠肺炎病人最堅強的後盾。

直爽的她說道，五月十八日啟動第一個新冠肺炎專責加護病房5F2後大約兩週，是她壓力最大的時候，二十四小時待命，一直有病人進來，她擔心同仁染疫，也擔心病人發生無法處理的狀況。而且5F2的十床，僅第三天就用掉八床，原本院感事件部分病人如預期中病情惡化外，院外亦有尋求重症支援的需求，數個新冠重症病人等待病床事件天天發生。壓力排山倒海而來，她形容「那簡直不是人過的生活」，只能祈禱疫情趕快結束。

其實5F2開啟的第三天，是她父親忌日，但她整顆心懸在醫院的事情上（如今想來她仍覺得內疚），附近醫院不斷來電話想把重症病人送進亞東的加護病房，還有員工家屬在外縣市染疫，希望能回來治療……夜晚回到住宿飯店，一個小時就被呼叫一次，她覺得幾乎要熬不過去。

那兩個禮拜，她腦袋裡想的都是病人該怎麼處理？如何分配？每次看到同事就問處理病人有沒有問題？生活上有沒有困難？「大家那麼辛苦，我至少要讓他們睡好、吃好，困難可以獲得解決。」

直到院方決定5F1內科加護病房的二十床全開，加上五月二十八日重症醫學部主任辛和宗率領的5C2十二床、五月三十日神經加護病房的十六床也加入戰局，她的壓力才逐漸減輕。

疫情嚴峻時，面對外院不斷轉來病人的要求，要如何調配？是否感覺自己手操生死？如何選擇入住病人及分配入住床位？張厚台詮釋加護病房的照護思維。

曾有一位確診的阿公，原本已是癌症末期，經過一番討論，「這位病人如果沒有染疫，是否有可能會在近期內死亡？」「可能會，染疫只會讓他更快死亡。」當時專責加護病房剛開，因此收治了這位病患，想再努力一把，結果狀況還是不理想。

張厚台向家屬說明：「病人最後一程若在加護病房，只有醫護人員陪同，阿公會有多無助與孤單？但如果把他送到確診者病房，安排他和也染疫的外傭同住一間，至少有熟悉的外傭陪伴他走完人生最後一程。」

對阿公來說，加護病房是不是他需要的？也許並不是。「並非來加護病房就是最佳選擇，但如果病人進來加護病房，在醫護能力許可的情況下，就要給他最佳的照顧。」

海嘯第一排，沒人退下來

張厚台每天為了安頓與收治病人而努力，當有人告訴她收治人數已經承擔全台百分之十一的新冠重症病人數，她驚訝的說：「原來這麼多了！沒辦法，我們站在海嘯第一排，這是所有同仁犧牲奉獻才得到的成果。」

葉秀雯護理長表示，同仁負責新冠肺炎專責加護病房的照護工作，生活及工作都改變了。在護理站與病人區穿著防護裝忙碌穿梭，一次至少要穿上四小時，承受著高溫的不舒服，沒人敢離開病人單位，因為怕病人出狀況；大家看到同事這麼辛苦，總會說「換你出去休息」，可是沒有任何人丟下同事自己出去。

郭曄嶸說，神經加護病房有一位專科護理師剛於五月初休完產假恢復上班，沒幾天疫情就暴發了。本來請她回去專心照顧剛出生和兩歲的孩子，但是她決定請台中的公婆照顧兩個稚兒，回到團隊一起應戰，同時忍受漲奶與擠奶的痛，讓先生每週送她的愛心母奶回台中。到了七月初受不了思念之苦，終於回去看孩子了。兩歲的兒子乍看到她竟好像不認得，後來抱住她之後就不讓她走了。

郭曄嶸也一樣，他的孩子每天依依不捨的和爸爸說再見、目送他出門上班，但身為醫師的他，更需要做的就是站到前線抵擋疫情。有一次他去大賣場採購單位需要的物品，環視現場一陣鼻酸，「還好我們把重症擋在醫院裡，讓民眾能安心出來買東西。疫情過後我們被遺忘了也沒關係，因為我們已盡到身為醫療人員的責任了！」

張厚台回憶，二〇〇三年SARS期間，她怕傳染給家人，長達一個月沒回家。這次疫情再起，媽媽每天打電話叫她回家，但她實在沒力氣開車回家，媽媽只好提醒她：「要記得對外面拜拜，請爸爸保佑你。」戰神緩了一下心情後說：「醫院裡的每個人，都用不一樣的故事在寫這段歷史。」

在醫療緊繃的情況下，「北病南送」是很重要的疏散機制。不過要將這個流程建立好相當不容易。從亞東醫院將病患南送到台中榮總，車程需要一個多小時，路上交通流量難以控制，第一次因為經驗不足，差點釀成大事件。

第一次北病南送，由呼吸治療組邱美蓉呼吸治療師，帶著運送型呼吸器，與護理師一同前往。當天天氣炎熱，救護車司機與隨車人員不僅穿著防護衣，又因擔心交互感染的風險，車內未開空調，在長時間悶熱的情況下，萬一水分補充不夠，就會發生熱衰竭。

邱美蓉事先喝了大量的水，但司機和護理師並未補充足夠水分，開到三義時，司機幾乎要不行了，驚險萬分，幸好有邱美蓉穩住情勢，司機很負責的將車開到台中榮總門口達成任務，他瞬間放鬆隨即癱軟，馬上被送到急診室。

張厚台說，他們立刻進行補救措施，例如救護車上的空調只開外循環、不開內循環，使得後來的轉送流程順利多了。

病床上沉重的負荷

在照護病人方面，趴睡對於引流清痰的幫助很大。平常護理師不穿防護衣，幾個人就有辦法幫病人翻身。但疫情期間穿戴防護衣與護目鏡，讓整個流程很卡，尤其新冠重症病人的體重動輒七、八十公斤以上，有幾位甚至破百。護理師和醫師總是費心討論病人什麼時候翻成趴睡？在哪一班趴睡？因為如果二十床病人都在同一時間翻身，當班的護理師鐵定累垮。

護理長沈容安表示，呼吸道隔離病人需要抽痰，甚至要進去病室做氣管鏡，這是染疫風險很高的任務。然而醫護人員願意全副武裝來摒除這些危險，為病人做氣管鏡、反覆做深部抽痰，避免病人走到插管一途，後來更成功出院，這讓他們很有成就感。

張厚台感謝院方的全力支持，採購足量裝備，包括動力濾淨式呼吸防護具（PAPR）、高流量氧氣鼻導管（HFNC），但還是不敷使用。藝人賈永婕熱心捐贈PAPR、HFNC，可說是及時雨。後來有接近百分之二十五的病人使用賈永婕捐贈的HFNC，免除了插管的痛苦，病情獲得改善而成功出院。

她並提到，亞東醫院百分之六十五到七十的加護病房新冠重症病人，在接受良好的治療與照顧後，平安從加護病房轉到病房，甚至順利出院。百分之十三到十四的病人最後死亡，聽起來死亡率好像很高，但統計全世界醫院一般加護病房的死亡率是百分之三十五，亞東醫院團隊應該為這些數據感到驕傲。

有溫度的醫療

回想起院內感染指標案例的故事，張厚台說，病人於五月十日由急診收治，當時他隱瞞萬華茶室的接觸史，經由詢問家屬才得知，立即進行PCR篩檢得到確診的結果，馬上轉入5F2，並立即打電話給他家人，結果太太和一對兒女都確診了。告訴院方病史的另一位女兒住在南部，全家只有她沒有染疫。

病人在5F2治療一個多月，狀況反覆起伏。家屬原本希望醫院積極救治，但隨著病況惡化，才決定不要讓他太辛苦。最後一晚，護理師在他身邊拿著手機協助視訊，女兒和父親講了很多話，工作人員進去都待不到兩分鐘就出來，如此情境讓人難過得想哭。然而穿防護衣、戴護目鏡哭泣是很痛苦的，不但悶熱，鏡片還會起霧，因此只有主護一直在裡面陪著他，直到病患心跳停止。主護出來時，防護用具一脫，全身濕漉漉，臉上分不清是淚還是汗……。

葉秀雯和沈容安護理長表示，沒有人要求護理師要這麼做，但他們並沒有忽略掉安撫病人與家屬的哀傷，這在重症加護病房是相當難能可貴的。

醫院一位護理師和家人於母親節團聚，結果幾乎全家染疫，這個故事也讓張厚台印象深刻。這家的阿公、阿嬤接連發病，先後從外縣市轉送到亞東醫院，進入5F2；同仁因為有打疫苗沒受感染，其他家人年紀不大多是輕症。

然而阿公的狀況愈來愈差，於是家人決定不要讓八十多歲的阿公太辛苦，如果心跳停了希望不要急救。就在那天，阿嬤的病況好轉，護理長問她要不要去看阿公？阿嬤坐著輪椅在隔離室外見老伴最後一面，隔著窗無助的哭著，阿公彷彿想把他生命所有能量都給阿嬤，場面令人鼻酸。虛弱的阿嬤出院後恢復情況良好，家人都相信是阿公把所有能量給了阿嬤，阿嬤是帶著阿公的祝福活下去的。

張厚台說，疫情隔離的是人們的身體，但隔離不住心靈。護理人員只是透過現代科技，盡量把他們連在一起，可能沒辦法救回所有病人，但希望帶給病人和家屬的，是有溫度的醫療。

沒有神奇，每個人都是英雄

郭曄嶸感性的說，這段期間照顧新冠重症病人，讓他有種「轉大人」的感覺。他很感謝呼吸治療團隊的強大協助，以及台姐的經驗傳承，她在人力調動上真的很有效率。過程中大家都很怕有同仁發燒，幸好所有人全身而退。

若疫情再來一次，要怎麼辦？聽到這個問題，大家都笑了，也一致認為這是

「惡夢一場」。目前規模回復到二十床的專責加護病房，硬體設備沒有更改，只有人員調整和環境全面清消，一旦疫情再起，團隊有了合作經驗，對於未來能夠擋下疫情是有信心的。當然，「最好還是不要啦！」

呼吸治療組組長袁再明和前任組長張美雲一起經歷過ＳＡＲＳ，當時張美雲告訴他：「遇到大的流行疾病時，我們不能退縮，一定要往前衝。」這段話震撼了袁再明。

時隔十八年，面對橫掃全球的疫情，他很慶幸在台姐團隊與眾人共同抗疫，團隊的凝聚力與衝刺力，改變他以往不敢積極展現的態度。他用自己的偶像——棒球英雄陳金鋒的話自我砥礪：「球來就打！」病人來就好好照顧，勇敢面對！

「被稱為戰神、台姐團隊，實在不敢當。」張厚台說，他們只是亞東醫院其中一個團隊，醫事護理人員、工務團隊、清潔人員、警衛等等，都在團隊中占有重要的位置。

她慷慨激昂的說：「這波疫情下來，沒有什麼叫做神奇、沒有什麼叫做英雄，但我們個個都是英雄，因為每個人都全力以赴。」

第十五章

孱弱病患保衛戰：當癌症、透析與新冠拔河

受訪者：放射部暨放射腫瘤科熊佩韋主任、田蕙茹技術主任、腎臟內科徐世平主任、徐愷翔醫師、護理部楊素真副主任、程音督導、盧惠敏護理長

以往，新北市居民若是生病，都得到設備較為集中的台北市就醫。若是不幸罹癌，就得天天往返接受放射治療，舟車勞頓實在太辛苦了。因此亞東醫院打造一流癌症中心，為病患提供最高品質的放射治療。然而疫情來襲，面臨可能引發重症甚至死亡的新興傳染病，癌症與新冠的拔河，為患者帶來恐慌與心理壓力。

放射腫瘤科主任熊佩韋表示，五月實施三級警戒的星期一早上，科內接到數通病患來電取消預約看診，幾乎都是因為亞東院感事件及疫情升級，擔心到醫院不安全，有的甚至表明暫不接受治療。熊佩韋說，病況可依輕重緩急，分為：

第一級：癌病急症（惡性腫瘤出血、上腔靜脈症候群、器官壓迫、腦或脊髓轉移），可能危及生命或無法忍受的疼痛及神經功能障礙等。

第二級：需要治療但不會立即危及生命的患者，沒有無法忍受的痛苦，臨床穩定（術後輔助放射治療）。

第三級：無生命危險且延遲治療對病情影響較小，特別是對生長緩慢的原位癌、早期攝護腺癌，或早期乳癌的術後放射治療者等。

放射腫瘤科原本每天大約治療一百個病人，有相當比例的患者已在治療中。他能夠理解病人擔心到醫院就診會有染疫風險的心情，但如果屬於第一或第二級，仍建議病患不要中斷治療，因此親自打電話向病人說明疾病的嚴重度，以及新冠肺炎帶來的風險，且院方已針對疫情設置許多防護與檢驗的措施。

經過解說，有些病人願意回院接受治療或積極追蹤，部分病人則考量若有症狀，或疫情緩解、注射疫苗後，再返院治療。熊佩韋尊重病人，他每兩週到一個月定期追蹤關懷，以解除病人的焦慮，同時運用海報、LINE Bot 或簡訊、網站及ＦＢ推播訊息，來安撫每日接受放射治療的病人。

腫瘤蠢蠢欲動，不可中斷治療

疫情升溫後的第一週，高達四、五成病人沒有回診，大多數是屬於已經治療完畢，或約診固定追蹤、病情相對穩定的病人；也有想過一段時間看狀況再回診看報告的；還有才準備要接受治療的新病人。其實熊佩韋平時就常提醒病人，不中斷的放射治療對腫瘤控制率很重要。

他表示，放射治療的目的，是提高腫瘤控制率、降低局部復發率，若中斷放射治療，會降低療效。以頭頸癌病人而言，因放療療程中斷而延遲一天完成治療，腫瘤控制率下降百分之一，延遲一週完成放射治療，腫瘤控制率可能下降百分之七。因此必須讓病人知道這些，他們才好斟酌。

除了鼓勵療程中的病人不中斷治療，對於合適的癌別可實施短療程治療，部分癌症病人則可延緩療程的開始，例如剛開完刀、無明顯腫瘤之輔助性放射治療，或是長得慢的腫瘤如攝護腺癌。

安心治療五措施

但面對凶猛來襲的疫情，如何讓病人安心接受治療呢？田蕙茹技術主任說明放射腫瘤科應對新冠肺炎的五大措施：

一、**分艙分流**：其實去年三月四日，在院內的緊急應變會議後，就制定了分艙分流的感控計畫，實施一次兩個月的分艙分流措施，放射腫瘤科於今年五月十七日再度啟動這項措施。

二、**環境不共用及人員分組**：這方面實施得非常徹底，科內將報到櫃台、診間、治療室、治療計畫室、更衣室、茶水間、辦公室與員工廁所都劃分兩組使用。同時快速將所有職類（醫師、醫學物理師、醫事放射師、護理師、專科護理師與事務員）分為兩組，分區域、分組上班，以盡量不接觸為原則，保全醫護人力為目標；人員也都進行普篩及注射疫苗。經由如此縝密的規畫，萬一還是有人員確診，至少可以保全一半以上的人力，讓癌症病人治療不中斷。

三、**病人分組**：依照不同醫師組別來劃分病人等候區（以顏色標示區分）。

四、**每週快篩**：醫院於五月二十四日開始於戶外篩檢站進行抗原快篩，因為放射治療病人每天來院治療，需要每週快篩一次，所以放射腫瘤科積極參與協作快篩流程，於三級警戒當週開始即為放射治療病人與陪病者做快篩，確保每週來治療時，病人之間的接觸是安全的。

五、阻斷傳播：對於病人會接觸到的放射治療固定用面罩或模具，使用前後都會消毒；治療過程需要十五到二十分鐘，須請病人戴口罩接受治療，以減少傳播風險。

透過以上縝密的預防措施，讓病人知道醫院的環境和人員都是安全的，可以安心接受放射治療。

抗癌之路不中斷

開始注射疫苗之後，癌症病人又有許多擔心與焦慮，「注射疫苗會不會產生更多併發症甚至死亡？」熊佩韋指出，根據國外研究報告，癌症病人比一般人容易染疫，一旦染疫也容易發生重症，死亡率比一般人高。有鑑於此，如果病人經過檢查免疫力沒有太低、沒有發燒、血球數值沒有太差，建議可考慮接受疫苗注射。但還是建議洽詢主治醫師，當然最終得由病人和家屬做決定。

萬一癌症病人染疫了怎麼辦？除了極少數癌症危及生命的病人外，熊佩韋建議以治療新冠肺炎為優先，因為病人可能很快會有肺炎的變化甚至需要插管，癌症治療順位可往後移。

疫情期間，癌症病人每天都在與病毒拔河。所幸感控政策明確，執行確實，醫護人員與癌症病人全力配合，共同對抗新冠病毒。從五月十七日以來的兩個月當中，只有五月二十四日那週部分病人因疑慮而沒來治療，後續有超過百分之九十的到治率，讓病人的抗癌之路不中斷。

疫情中的透析病人

疫情期間受影響的，還有洗腎病人。腎臟內科主任徐世平表示，亞東醫院透析中心是醫學中心等級的透析室，位於擁有獨立進出動線的建築，有三個樓層、一百一十個洗腎床位，每天分早午晚班三個時段，服務五百多位病人。護理部副主任楊素真說，疫情升溫後，大家盡量避免到醫院，但這群人沒辦法。如果不來接受透析治療，生命就會受到威脅，所以無論多麼惶恐焦慮，仍要來洗腎。

程音督導指出，所幸透析中心在去年疫情剛起時，一月二十三日就開始進行量體溫、門禁管制、全程戴口罩，並規定就醫分流，也就是分時段管制病人的進出，一則次序不會亂，再則是減少群聚。今年五月中旬疫情急速升溫，中心向院方爭取每週為病人做一次抗原快篩，進一步維護健康。

沒多久，台北市暴發洗腎中心群聚感染事件，帶給病人很大衝擊，自我管理變得更嚴。然而亞東醫院透析中心第一例陽性個案還是出現了！盧惠敏護理長說，五月二十四日透析中心進行第一次普篩，就發現陪病者呈現陽性反應（從院外感染）。透析中心立即啟動環境清消加強病人監測，結果病人兩天後發燒，進到醫院急診做PCR檢測呈陽性，成了透析中心第一位確診病人。

透析中心後來總共三位病人確診，轉到新冠肺炎專責病房和重症加護病房的負壓隔離室，透析中心護理人員必須全副武裝進入隔離室，為病人進行血液透析，依著兩天一次的週期，推著移動式逆滲透造水機及洗腎機兩台機器，進到負壓隔離室設定機器，為病人打兩針，把病人的血液藉由機器引到透析器裡進行交換。

護理師必須注意透析過程血路是否順暢，以及生命徵象變化，也要當心病人產生透析合併症而不舒服。四小時的透析結束，等候機器化學消毒完畢，一次透析治療，整個過程下來，讓護理師倍感負荷與艱辛。

確診病人透析的關鍵時刻

徐愷翔醫師負責透析中心，以及專責加護病房洗腎的病人。他表示重症確診者有兩種情形需要進行血液透析，一種是洗腎病人確診，往往容易發展成重症被送入加護病房。由於洗腎病人有特殊的藥物治療、營養注意以及洗腎機器細節的設定，所以他必須和加護病房保持密切聯繫。另一種是染疫後演變成重症引發腎衰竭，進而需要洗腎。

根據國外的經驗，為了避免重症引發太多病人需要洗腎，造成洗腎機和洗腎人力出現缺乏的困境，因此疫情剛升溫，邱冠明就請徐世平和透析中心的技術員，整備盤點大量病人出現的狀況下，如何處理及管理動線，如果資源匱乏，有沒有替代方案？例如兩人共用一台機器。透析中心迅速做好萬全的準備。雖然這段時間重症病人快速增加，所幸迅速調整機器與調度護理人員，每個人克盡職責，共同完成重症照護需求。

此外，今年一月，邱冠明就把透析中心列為施打疫苗的第一優先順序。洗腎病人有許多共病，需服用多科藥物。徐愷翔花了很多時間向病人詳細說明，回顧他們使用的藥物、過去病史，確認病人身體狀況是否適合施打疫苗。整個團隊沙盤推演多次可能遇到的狀況，例如洗腎機的抗凝血劑推注必須提早關閉，以免造成病人的注射部位無法止血、教導護理師注射疫苗的注意事項、注射後發生緊急狀況處置等，每個小細節，都是團隊關注的重點。

疫苗注射從病人名單造冊、詢問填寫疫苗施打意願同意書、醫師評估與解釋、準備疫苗、護理師抽取疫苗、護理師床邊施打疫苗、觀察施打後有無不舒服，每個步驟都馬虎不得。也因為團隊的努力，透析中心很早就達到很高的疫苗覆蓋率，對病人有很重大的意義。

病人教會我們的事

徐愷翔說，專責加護病房有位確診病人本身沒有腎臟病，然而 COVID-19 病毒引發敗血症，造成腎衰竭。病人洗腎時狀況很不穩定，使用一般洗腎模式會有困難，所以他和加護病房合作，微調洗腎設定和流速各種數值，協助他在狀況不穩定時，也能得到最好的照顧。

隨著肺部狀況改善，大約經過兩個月，病人終於逐漸脫離呼吸器，本來在重症情況下因腎衰竭都沒有排尿，隨著整體狀況改善，腎臟功能也逐漸恢復，原本一週洗腎三次，慢慢進步到兩次、一次，後來功能完全恢復，不需再洗腎。

腎臟科醫師和加護病房照顧重症病人充分的合作，不僅治好他的肺炎，也讓他脫離洗腎的惡夢，對病人和醫師來說，都是很大的安慰與鼓勵。

盧惠敏提到，透析中心一直非常注意每位病人的身心變化。除了洗腎的治療之外，每一季都會幫他們做心理困擾程度的測驗。去年疫情剛開始時，測試的分數非常高，因為病人很怕受到感染。但中心進行分流管控、環境清潔、照護方式的改變，讓病人覺得非常安心。今年六月，心理困擾程度的測驗分數已降到很低。而且從院內感染開始，沒有一個病人退出透析中心，讓工作人員感到很欣慰。

透析中心的努力，病人都感受得到。去年疫情開始時，大家都搶不到口罩，政府為了照顧這群體弱多病的人，每次洗腎，就發兩片口罩給他們，一週洗三次就有六片。某天，一位病人拿了一疊口罩來，是他幾次洗腎累積存下來的。他表示他不用天天換口罩，但護理師非常需要，因此把口罩留給他們使用。他的心意，讓大家感動到無法言語。醫護人員付出最大努力照顧病人，病人也回報以同樣的暖心，默默在背後支持著醫護人員。

五月中旬亞東醫院暴發院內感染，眾人聽到亞東醫院都避之唯恐不及，像是有醫護人員看牙被拒，在社區裡不可跟其他住戶共用大門、只能走側邊小門，還有被同大樓住戶噴灑漂白水等誇張行徑。幸而透析中心的病人都很挺他們，有一位病人很感激的說：「亞東醫院把我們照顧得這麼好，每天守大門量耳溫、護理師控制電梯讓大家順利分散上樓及下樓、清潔人員用心擦床、提供安全的洗腎環境。我在外面都很自豪且大聲的跟別人說『我在亞東醫院洗腎』。」病人的回饋，讓大家學習到，只要認為是對的，就勇往直前，不管別人說什麼做什麼，做就對了。

生命有時超乎我們的想像。在還未接觸到這些疾病之前，看著國外重症案例與康復人數，只覺得是個數字；一旦照顧到活生生的病人，親眼目睹過程總不自覺的讚歎。這些，都是病人教會大家的事。

第十六章

醫療之眼透視新冠肺炎：影像助攻讓病毒無所遁形

受訪者：影像醫學科賴彥君主任、劉于平放射師、陳依婷放射師、陳尹婷護理師、蕭巧琳副管理師醫學影像檢查是現代臨床診斷與治療的重要輔助，提供臨床醫療不可或缺的參考依據。亞東醫院影像醫學科（以下簡稱影醫科）檢查類別涵括：X光攝影、電腦斷層、磁振造影、乳房攝影、乳房超音波、特殊攝影檢查、血管攝影（可進一步執行體內取栓與止血治療）等。

隨著新冠疫情的侵襲，病人來源之多樣性與複雜性，使影像檢查面臨了極大的挑戰。為了維護臨床醫師對疾病影像的醫療之眼，斷開各種可能的病毒傳播鏈，就成了影醫科須主動突破與面對的課題，他們採取以下的積極做法。

一、**增加病人間病毒傳播鏈斷點：**首先是病人分流，可以依照樓層（如B1門診、一樓急診、二樓住院）、檢查動線（如B1 1.5T磁振造影室住院病人由高階影像中心消防通道獨立進出）、檢查儀器做病人分流（如二樓區分門診及住院X光檢查室）。再來是每個檢查病人之間落實儀器與環境清消。

二、**增加病人與工作人員間病毒傳播鏈斷點：**包括區隔工作區與乾淨區、提供工作人員完整防疫裝備並妥善管理、開立影像諮詢視訊門診、特定檢查須先完成快篩、提供病人降載改檢服務、降低工作人員工作負荷（例如平均檢查量能、第一線高壓區人員換班機制、增加外篩人力並完成輻防檢測）、建立疫情期間檢查執行準則（例如為確診病人進行緊急血管攝影診療流程）。

三、增加工作人員間病毒傳播鏈斷點：遵守生活公約、工作人員完成疫苗注射、依照職類與專長完成人員分艙配置、高危險單位定期篩檢（PCR陰性率百分之百）、全科同仁配合院內普篩（PCR陰性率百分之百）。

四、強化IT增加病毒傳播鏈斷點：例如：住院病人檢查同意書電子化、即時篩檢資訊、系統主動提醒確診及疑似病人資訊。

五、即時因應疫情不斷點：科內幹部每日線上會議，即時且滾動式調整各項科內業務。

六、學習不斷點：住院及PGY醫師線上閱片學習，以及行政、護理、放射TTQS（人才發展品質管理系統）線上學習。

來去自如的移動式X光機

影醫科依照職類分為四類人員：醫師（負責檢查與治療的執行、報告製發）、放射師（執行檢查）、護理師（檢查過程協助醫療與照護病人）、行政人員（負責物資運送和病人報到），四類設有分組組長，每一項政策的執行都需要搭配這四類人員才能運作。每位放射師的專業技能不一樣，有磁振造影放射師、電腦斷層放射師、X光放射師，協助執行血管攝影的放射師。

疫情期間為了避免染疫風險擴大，在人員調派上以「降低接觸」為優先考量。舉例來說，急診組今天誰是主要的移動式X光機的放射師，就會盡量讓那個人去為染疫病人照X光，降低人員出入的染疫風險。

提到此，必須知道「移動式X光機」在疫情期間有多重要。針對新冠肺炎病人，不論是輕症被隔離的患者，或入住加護病房的重症患者，以標準作業流程而言，因為有感染疑慮和染汙風險，不會讓他們離開隔離病房。當醫師需要病人肺部影像資料時，可直接推入病房操作的移動式X光機就發揮很大的價值。

在疫情高峰期，專責加護病房有四、五十床確診重症病人。為了盡量減少待在病房的時間，拍攝必須快狠準，一次完成，還要兼顧拍攝品質、準確性。

除此之外，體能也是一大考驗。放射師必須穿著全套防護衣，在有限時間內完成加護病房二十幾床的攝影。然而重症病患大多體態偏重，真的非常消耗體力，脫下防護衣後，全身濕漉漉的，就像淋了場大雨。

關關難過，關關過

許多任務在日常執行起來不覺得辛苦，但在疫情期間卻格外艱辛與耗時。亞東醫院在疫情嚴峻的期間，還執行了確診個案的血管攝影治療。影像醫學科醫師嚴和驤分享，加護病房的患者患上壓力性潰瘍並不罕見，以介入性經血管栓塞術對上消化道出血進行止血，是影醫科多項業務中的一個日常。但若發生在新冠肺炎重症病人時，就讓這份日常變得非常不一般。

團隊在疫情暴發初期就超前部署，針對「確診病人進行緊急血管攝影診療流程」制定了完整的SOP，包括運送病人動線、工作人員動線、穿脫防護衣的訓練、清消動線等等，所以團隊在接獲會診時不會感到慌亂，能夠審慎按照SOP面對。以往一般案例進行同樣的介入性治療，大約兩小時內完成，面對確診病人，為了防止院內感染與維護同仁安全，事前準備跟事後清消需額外增加五小時以上的作業時間。此外，防護面罩造成反光與霧氣，以及防護衣的悶熱，都增加了治療過程的挑戰性。

劉于平放射師提到，為確診病人做血管攝影治療，對整個醫療團隊而言是很大挑戰。因為血管攝影室並沒有負壓的裝置，為了避免交互感染的風險，必須關掉空調，才能為確診病人進行診療，這可說是史無前例。在執行的過程中，需要醫師、放射師、護理師相互合作，而在沒有空調的環境下，穿著全身防護裝、防水隔離衣，再加上六公斤重的鉛衣，對於檢查技巧與體力來說，都是極為嚴峻的挑戰。

平時檢查室的空調很冷，有一部分是為了讓機器正常運轉，溫濕度都要控制，關掉空調恐怕會造成機器當機。於是他們分成兩組人員，一組在檢查室內，另一組在檢查室外協助調控機器和影像，讓檢查室內人員找到出血點進行止血，著裝、檢查治療、全區清消……等前後歷經十小時，病人也完成止血。雖然這場仗很難打，但大家都覺得很值得。

以身為亞東人為榮

行政人員蕭巧琳副管理師表示，疫情期間為了配合分艙分流，排班的顧慮特別多，擔心派守急診的同仁會抱怨為什麼分派到急診？或是固定排大夜班和小夜班的同仁抱怨無法兼顧家庭和孩子。幸好大家都能體諒與配合單位的政策，一起挺過這波疫情，讓她心中無比的感謝。

因為人員的安排與調度，需要考量很多方面，例如感控、人員專業屬性、萬一發生人員感染的備援機制……等，最終目的是，無論發生什麼情況，都不能讓影像檢查服務缺席，所以大家必須守在固定的位子上，職務不能輪動、樓層不能跨越。如果有人想調換不同空間的任務，都要思考專業屬性與採檢結果是否能過關？可不可以輪替出來？分艙做得徹底，有賴同仁配合與犧牲，才能順利進行。

疫情期間，大家也苦中作樂，彼此在工作中找尋小確幸，正向思考。急診組放射師陳依婷說，急診組的同仁以男生居多，因為經常要搬病人，必須鍛鍊肌耐力，都有健身習慣。但三級警戒期間健身房封館，他們會互相調侃對方，今日重訓做了多少（搬了多少病人）？有氧做了多久（著防護衣狀態下工作了多久）？每天互相上報，「恭喜你今天是 COVID 王！」「健身量夠了，可以休息了！」這是大家在辛苦工作中的紓壓方式。

陳尹婷護理師分享所有夥伴在疫情期間互相提醒、包容、打氣，以及清潔先生阿姨，維護環境衛生。降級之後，病人慢慢回流，檢查室外湧現人潮，需要志工回來協助現場疏導、維持社交距離等提醒。她打電話請他們回來，許多志工都義不容辭，讓人很感動。

而疫情也再次證明了「家人是最好的後盾」，林詩涵護理師某天早上一走進更衣室就開始掉淚，原來是她出門上班時，爸爸、媽媽、姊姊在陽台大喊：「我們以你們為榮，你們要堅持住，加油，謝謝你們。」她因此感動得哭了。

度過這波疫情，大家都很信服影像醫學科主任賴彥君的帶領。他的領導風格前衛，部署行動明快，當第一波疫情來勢洶洶時，他很快就下達分艙分流的指示、動線該怎麼規劃、防疫物資如何分配等。賴彥君也很開明，樂於聽取第一線人員和各組長及區域負責人的意見，並充分授權，讓組長們各自發揮長才，同仁因此能快速做出因應和回報，讓團隊很有效率與向心力。

連續上三個月大夜班的陳依婷提到，疫情期間常在清晨五、六點，看到邱冠明在各病房及加護病房走動。好幾次遇到，邱冠明總會向她說：「你們辛苦了，加油！」工作這麼久，第一次遇到醫院大家長願意和大家站第一線，體恤的說聲辛苦了，讓她感到很窩心。

陳尹婷分享疫情剛起時，鄰居和路人看到她身上亞東醫院的識別證，都會覺得好可怕，甚至立刻躲得遠遠的。經由院方和各科室長官帶領全院上下一條心，終於順利打下這場仗。現在她敢掛著亞東醫院的識別證走在路上，行人的眼神變和善了，因為大家現在都知道，亞東醫院在這場戰役真的很努力，甚至會主動為他們加油，這是身為「亞東人」的驕傲。

第十七章

篩檢量能飛速提升：擔起檢驗重責的實驗室

受訪者：臨床病理科朱芳業主任、湯惠斐技術主任、林倍親醫師、鄭芳怡醫檢師亞東醫院臨床病理科概分為六組：門診檢驗組、急診檢驗組、生化組、血清免疫組、微生物組、血庫組。疫情蔓延全球，臨床病理科首當其衝，面臨核酸檢驗及安全防護需求的雙重衝擊。

臨床病理科技術主任湯惠斐表示，去年一月三十一日，時任副院長的邱冠明提出亞東醫院應設法達到自行檢驗 SARS-CoV-2 PCR 的能力，不要再送至疾病管制署（以下簡稱疾管署），及其所屬的指定新冠肺炎核酸檢測實驗室（以下簡稱指定實驗室），以縮短病患診斷及治療處置的時效。臨床病理科主任朱芳業立即向疾管署表達亞東醫院要建立及提供核酸檢測服務的企圖心。

當時疫情剛起，大家對這個新興傳染病的傳染力仍不十分清楚，且全國只有八家指定實驗室。病毒指定實驗室的設置標準，須具備生物安全第三等級實驗室（BSL-3）防護的負壓實驗室，大部分實驗室避之唯恐不及。然而疫情來襲，檢驗量能亟待提升，對於亞東醫院主動承擔檢驗重責，疾管署馬上予以肯定，且同步詢問是否還有其他實驗室願意加入。

獲得疾管署同意後，從二月一日到十日短短十天內，臨床病理科設法緊急籌措到當時全台都還很不充足的儀器及試劑耗材，並迅速完成處理 COVID-19 檢體之實驗室安全風險評估及建立標準作業程序，通過疾管署的測試，完成檢測數據結果符合標準，過關了。亞東醫院臨床病理科可說是那八家指定實驗室之外，第一家響應並成功加入的指定實驗室，同時也是新北市第一家指定實驗室。

一路創造奇蹟，檢驗量能不斷提升

朱芳業主任表示，為確保這個新的服務項目能滿足臨床診斷及防疫需求，臨床病理科持續滾動式優化作業程序，力求穩定運作，「亞東醫院核酸檢測小組」於焉誕生。這個小組是以血清免疫組為基礎，徵召其他各組同仁增援，並加入臨床病理科醫師團隊，以提升報告判讀的正確性，及強化與臨床即時溝通，力求質與量的提升。

經由疾管署持續鼓勵醫院自行檢驗，指定實驗室從原本的八家，到二月十二日增加到十四家，七月時已增加到五十二家。去年二、三月成功協助處理了武漢包機及美國包機返台的確診案例診斷及檢疫需求。之後隨著疫情趨緩，國際旅行的需求漸增，返台居家隔離的民眾對探病及奔喪的需求也愈來愈殷切，因此政府於四月二十七日開放自費檢驗，再次挑戰當時的量能。

四月二十七日開辦當日，大家還在討論流程及配套措施，亞東醫院就受理了八位要探病或奔喪的民眾。五月九日那個週六，協助一位要去彰化醫院探病的居隔民眾，當天除了亞東醫院，周邊實驗室都還沒準備好承接這項服務，更遑論假日。後來這位民眾透過各種管道向亞東實驗室人員道謝，讓他能即時趕到醫院見家人最後一面。

五月中旬越南首航包機（單日五十九件）、七月雲頂郵輪夢幻者號跳三島航程（單日兩百二十五件）、八月底捷克使團來訪（單日八十九件連續兩天）、十月一日中國要求登機前七十二小時PCR陰性報告（每日平均一百餘件），亞東醫院臨床病理科都沒缺席。

朱芳業表示，當時連假日也不間斷提供服務，主要是想協助民眾解決因新冠疫情衝擊所引發的種種問題。二〇二〇年出國民眾的PCR，每九·二人，就有一人是在亞東醫院做的，同時還協助八百六十八人次探病民眾，及五百八十六人次的奔喪民眾做檢測，檢驗量能也從單日兩位數一路提高到三位數。這靠的不只是設備的更新，而是不斷優化流程，及團隊合作使命必達的決心。更重要的是，未來萬一有疫情，這些操練一定派得上用場。

疫情再起，全體動員挑戰量能

今年五月初，實驗室突然發現陽性個案增加。五月十四日，一位住院患者的檢體呈陽性，且當天的檢體總數突然從一天大約一百五十件暴增到三百五十件，十四日一天就做了將近五百件！對實驗室人員而言，除了驚訝陽性個案急速增加，負擔也大幅超越原來每天練兵的數量。

五月十五日一早，實驗室人員因反覆操作儀器，手指破皮了，還勉力繼續做，朱芳業立刻向邱冠明反映需要自動化儀器，遠東集團副董事長徐旭平及聯合採購處經理羅惠娟得知後全力支持，十七日就引進一組全自動化核酸檢測設備加入戰役。

五月十八日，院內兩位護理師確診，之後每天都新增十幾支陽性，院方決定於二十一日為全院員工進行普篩。當時一天的檢驗量已達到一千兩百件，對實驗室是極大挑戰，但檢驗量能必須再提高。院方非常給力，二十四日又引進 Cobas 6800 全自動萃取加ＰＣＲ分析儀。有了這兩台儀器，加上既有的設備，最大量能可以提高到每天超過一千件。

朱芳業在緊急情況下，做出明快決定。這是因為醫院及早發現疫情，因此第一時間已向廠商下訂 Liat 自動化快速ＰＣＲ儀器和試劑，五月二十八日在急診正式上陣，可以快速將病人分流。快速ＰＣＲ的成本比一般ＰＣＲ貴上三倍，湯惠斐認為院方願意重砸成本，絕對是以提供病人最好的服務為考量。

有了先進的機器設備，操作者更顯重要。核酸檢驗小組人員平常訓練有素，科內各組也派員前來支援，全科動員，幾乎都是當天收件、當天做完，使命必達。從五月十一日到六月底，每天都與檢體奮戰到半夜，沒有人打退堂鼓，大家都認為這是分內事，檢驗量才能從五月之前平均每天一百五十件，到七月最大量能一天可達三千多件。七月一日更因承接環南市場普篩任務，與原來院內其他需求，創下單日最大量三千兩百六十一人次。

湯惠斐表示，幸好有各組人員分工合作，大量檢體送來時，從檢體簽收、分組、檢體分裝、上機，都做好預先排練，才能順利執行。當有陽性檢體，要再去解開評估這支檢體的Ct值是多少，就會由朱芳業和林倍親醫師進行追蹤調查，報告也會注記病人追蹤的結果，建議未來做哪些檢查。

林倍親進一步說明，在做ＰＣＲ時會偵測病人兩個基因的表現，她曾偵測到檢體其中一個基因是陽性，而另一個基因為陰性，在疾管署的定義上，必須兩個基因都是陽性才會被認定為陽性，因此前述單個基因陽性的情況以定義來說，不會認定這是陽性，然而這樣的狀況有可能是早期感染的表現，需要特別小心。她提醒臨床醫師，雖然當下無法判斷是陽性，建議密切追蹤ＰＣＲ和詢問病人是否有症狀、最近是否出入高風險場所等，以免忽略了早期感染而造成傳染鏈擴大。

但問題又來了，檢驗量能是衝上來了，但報告在法傳系統輸入經常塞車的問題那時還未解決。朱芳業說，當時所有陰性和陽性報告都要上傳，原中央法傳系統的設計無法承載五月起的大量通報需求，這也是當時出現「校正回歸」的問題所在。經由與疾管署溝通，五月二十八日，疾管署告知只需登打陽性報告，陰性結果不用再上法傳系統，改為上傳健保ＩＣ卡即可，大大減少負載量，總算解決了這個困擾。

十年磨一劍？一年足矣

疫情嚴峻時，湯惠斐接到一通來自美國的電話，是中研院院士翁啟惠實驗室的博士特地打來的。他說：「台灣疫情這麼嚴重，我一定要和你們分享能夠提高效能的方法，就是pooling（池化檢驗模式）。」這通電話令人倍覺溫暖，原來台灣的疫情，引起了世界的矚目與關切。

其實，去年疫情初起時，邱冠明就曾問道：「如果我要篩檢全院四千人，你們需要幾天？」

當時臨床病理科參考德國經驗，評估驗證pooling。所謂pooling，是將五支檢體 pooling 成一個，再進行ＰＣＲ，如果是陰性，五支就都是陰性；如果是陽性，再把五支分開來檢測，這確實是提高效能的好方法。但前提是要在短時間篩檢大量檢體，而且得病的人不能太多，更重要的是，檢驗方法要很敏感。

去年完成準備後，一直沒有機會應用。一直到今年環南市場暴發群聚感染，亞東醫院奉派支援，大規模ＰＣＲ篩檢才派上用場，於七月一日篩檢兩千七百八十五人，七月八日兩千四百四十二人，成功在當日完成所有檢驗，幫助台北市政府檢出四十五個陽性個案。

朱芳業表示，在去年初到今年五月的準備過程中，有兩個關鍵重點，首先是ＩＴ資訊科技。去年臨床病理科藉由醫院的支持，花了很多時間發展一套ＩＴ設備，這和後來的量能提升有很大關係，因為所有檢驗最怕的就是「對不上」的問題，特別是當量很大時。必須要受檢者和檢體都正確，這份報告才是正確且有意義的。

再來是量的部分，當檢驗完成後，必須要發出報告，讓臨床收到結果，整個檢驗才算完成。發出報告看似簡單，一筆需要二十至三十秒，但試想，一天若有上千筆資料要發，光是發報告就需耗費八小時以上。一筆一筆做太沒效率，幸賴ＩＴ的協助，優化了核發報告的流程。

檢驗過程不只是技術部分，整個流程都需要加以優化、簡化，所謂「十年磨一劍」，朱芳業說，臨床病理科花了一年多去磨這把劍，滿足了醫院對量能提高的需求。

一起上戰場，一起離開戰場

在整個過程中，讓朱芳業感觸良多的是，原本就規劃今年度要引進高通量全自動核酸檢驗設備，但是疫情的關係導致班機停飛、貨進不來。眼看著儀器和人都用到了極限，他在五月十五日緊急向醫院高層報告：「我需要高通量設備。」正好國內廠家有現貨可支援，獲得長官支持，十七日立即進到實驗室裝設。

湯惠斐哽咽提及：「當了三十幾年的醫檢師，當發生這樣的流行性疾病時，可以為社會做出貢獻，很為這個職業感到驕傲。」她還說，歷經兩個多月的疫情，朱芳業和她與核酸團隊（吳宗盈醫檢師、鄭芳怡醫檢師、黃惠玲醫檢師、邱弘斌醫檢師、黃桾蓉醫檢師、林倍親醫師）都一起加班到半夜，當時大家沒想過到底多晚了，只想做好每個檢體，將最快、最正確的訊息傳達出去。

湯惠斐又哭又笑的說：「有件小事令人印象深刻，就是今年的端午節沒吃到肉粽！」朱芳業更提及，有一次請外送平台送餐，地點輸入「亞東醫院」後，就無法點餐了。不過他們也曾遇到令人感動不已的商家，那家餐廳老闆接單時，沒注意地址是亞東醫院，發現時，他感激的說要打折，還要送東西請他們吃。

朱芳業感性提到，他看過一部電影「勇士們」，一位將軍帶著將士去越南戰場，戰況非常慘烈。打完仗要回家鄉時，將軍是最後一個登上直升機的人。他說：「我不是第一個到戰場的人，但我一定是最後一個離開戰場的人。」剛好，這次事件的經過，和這部電影給人的感受是一樣的。

其實，朱芳業在五月分大家正忙時，還特別做了一件事，就是籌措新冠抗體試劑，幫同仁（特別是高風險單位）抽血檢驗，確認注射疫苗之後有沒有順利產生抗體。檢驗發現，打完一劑疫苗三週之後，幾乎百分之百的人都測到有抗體，打完兩劑的有四倍強度的抗體。雖然有抗體不代表百分之百的保護，但在當時動盪不安的過程中，發揮了正面效果。

七月十三日，動員的第六十天，朱芳業拍了一張空蕩蕩的實驗室照片，傳給指揮官邱冠明，上面寫著：「實驗室終於 clean table，可以在七點時叫所有同仁趕快回家！」當時醫檢師鄭芳怡狐疑的看著他，表情似乎在說：「真的嗎？可以回家了嗎？」朱芳業笑說那一幕讓他印象深刻。

鄭芳怡不好意思的說：「當時常想『這些檢體怎麼都做不完？』感謝很多同仁幫助我們。」疫情剛起時，核酸小組成員開會檢討改善流程，朱芳業鼓勵大家：「雖然疫情很嚴峻，但是我們一定可以度過這個難關，打一場勝仗！」這些話激勵人心，她說著說著，又哽咽了。

亞東醫院挺過第一波海嘯，萬一未來疫情再起，朱芳業充滿信心，也陸續規劃戰備完之後如何將它內化，也就是變成常規，為下一波做準備。

第十八章

用心聆聽、正念關懷：疫情下的心靈救護所

受訪者：精神科潘怡如主任

精神科，心靈的救護所。精神科主任潘怡如表示，精神科除了為門診與住院病人進行診療外，也設置日間照護病房，由醫護人員和職能治療師等團隊協助慢性精神疾患學員做生活規畫，提升職能並預防疾病復發。精神科也承接兒童青少年心智健康診療、成癮醫學（藥／酒癮）、司法精神鑑定，和自殺防治等任務。

然而五月以來，亞東醫院身處疫情風暴圈，包括住院確診者、集中檢疫所的確診者與家屬，以及醫院原有的門診、日間病房和急性病房的精神疾病患者，全受到影響，醫護人員更是身處重大壓力之中。在這場新冠風暴中，精神科如何幫助大家平順度過？學經歷豐富的療癒系醫師潘怡如，帶大家從故事中來找答案。

猝不及防的宣告——「為什麼會是我？」

案例故事

「我被嚇到了！為什麼我會染病？」一位女士對確診的事實無法置信，又面對隔壁床病友染疫過世，焦慮與恐懼在一瞬間暴發，不住的哭泣。這段期間她與病友相互鼓勵才支撐到現在，如今失去了戰友，她承受著巨大的痛苦和不安。

可以這樣幫他

住院的確診者處在隔離狀態，不能與家人見面，擔心自己的病情隨時可能會惡化，種種不確定感令患者更加無助。精神科團隊包括諮商心理師、社工師和醫師，會用電話關懷住院確診者，希望在隔離治療的過程中，傾聽和理解患者的心理需求，讓他們在隔離中也不感孤單。訪談時同時會使用「醫院焦慮與憂鬱量表」，為確診者進行身心與精神狀況的篩檢。如果分數到了切分點十一分以上，不論是焦慮或憂鬱，都會進行一週一到兩次電訪的密切追蹤。當病人出院時，則視當時的身心狀況，決定是否需轉介精神科門診，或給予持續電話關懷。

孤單的隔離房——「好想念家人！」

案例故事

一位中年父親從住進集檢所開始，便頻繁打電話至護理站，反覆詢問許多重複的問題。集檢所醫療團隊察覺到患者可能有情緒方面的問題，立刻將他轉介給精神科團隊。

經過精神科醫師詳細評估後，發現這位父親詢問這麼多問題的背後，其實隱藏著一個最大的擔憂：「他擔心唯一的兒子也會確診、被隔離，怕兒子沒有能力在集檢所照顧好自己。」他平常與兒子相依為命，如今擔心年幼的兒子孤身一人，他卻什麼也不能做，這是何等的痛！

可以這樣幫他

疫情期間，亞東醫院團隊承接兩間加強版集中檢疫所，收容因確診而接受隔離的個案。這對父子的境況令人於心不忍，集檢所醫護人員使用心情溫度計的量表篩檢，若發現病人情緒出現狀況，會快速聯繫精神科醫師前往訪視或電話訪談，在抽絲剝繭下，試圖找出癥結所在，評估當下的精神狀態，並建議適當的處理或藥物治療。

三級警戒來了——「醫師，我什麼時候才可以回診？」

案例故事

一名患有恐慌症，已固定於亞東精神科看診三年半的病人美芳（化名），是位年輕的單親媽媽，離婚之後獨自撫育兩名幼兒。工作與育兒壓力兩頭燒，令美芳經常感到焦慮、恐慌，並引發許多身心症狀，直到在精神科規律看診後才逐漸穩定下來。自從新冠疫情進入三級警戒，美芳的情緒也隨著疫情變化起伏，睡眠與身心狀況都亮起紅燈，又不敢到醫院看診，在藥物用盡一週後，美芳的恐慌症再度發作。

可以這樣幫他

潘怡如表示，為避免患者因疫情而不敢來醫院回診，院方開放遠距視訊及電話門診，經由核對身分、醫師問診之後，可視患者狀況開立藥物，患者透過不需入院的窗口即可領到藥品。美芳透過視訊頻頻對醫護人員開心道謝，不再憂慮疫情期間的看診和領藥了。

每天都要去的日間病房關閉了——「我要怎麼辦？」

案例故事

已在精神科日間病房上課八年的建齊（化名），當初因雙極性情感疾患（躁鬱症）而無法繼續工作，在醫師建議下，加入日間病房的職能治療課程，透過規律的服藥與作息安排，病情逐漸穩定下來，也養成每天運動的習慣。在疫情進入三級警戒後，只能宅在家，無法到院上課，讓建齊無法適應，情緒變得十分低落。

幸好亞東醫院提供「防疫不停學」的線上課程，建齊在收到通知後馬上報名，每天在固定時間上線參加老師們準備的活動，還能看到病友努力上課的紀錄，讓建齊很開心，又恢復了往日良好的狀態。

可以這樣幫他

精神科日間病房透過多元化的復健活動安排及職能訓練，提供病友復健服務，是幫助病友邁向康復之路的重要場域。在疫情三級警戒發布後只能暫停來院復健，然而持續警戒足不出戶、缺乏人際互動和社會刺激，可能導致病友功能退化或疾病復發。

精神科職能治療師、護理師，和日間病房鄭懿之主任，為此設計了「防疫不停學」的免費線上課程，使學員的功能不退化，也可預防身心狀況不穩定而造成疾病復發。對於功能相對良好的日間病房學員，也可安排協助錄製跳舞之類的代理課程，讓病人也可以是老師，進一步賦能與增進自信。

醫院同仁的壓力爆棚——「我照顧病人，誰來照顧我？」

案例故事

一位在新冠肺炎專責病房照顧確診病患的護理師純宜（化名），因憂慮自己每日接觸確診病患，會帶給家人染疫風險，因此已經一個多月沒回家，獨自住在醫院的臨時宿舍裡。白天戰戰兢兢照顧患者，晚上仍無法與家人相見的孤獨，讓她輾轉反側、身心俱疲、工作無法專心、情緒也瀕臨崩潰邊緣。同事提醒她院內有免費的員工心理諮詢服務，純宜馬上預約。

經過兩次二十分鐘的線上對談後，純宜了解自己的壓力是正常的，只是不知如何放鬆舒緩，疲累感才會迅速累積。精神科臨床心理師線上指導純宜進行肌肉放鬆練習與正念減壓，用「安、靜、能、繫、望」五字訣時時關照自己，純宜不再失眠，工作時也感覺更輕鬆更有效率。

可以這樣幫他

新冠疫情從去年起延燒全球，當時台灣雖然相對安全，亞東醫院卻早已啟動「員工協助關懷專案」。今年五月中旬本土疫情暴發，院內所有工作人員均負擔大量的防疫工作與後勤業務，造成巨大的心理壓力。潘怡如身在其中，能深刻體會這種感覺，她感謝院方、人資和精神科心理師體恤同仁，協力推出「員工協助關懷專案」，免費提供有需求的同仁接受心理諮詢服務。

運用「安靜能繫望」來幫助自己

潘怡如提醒醫護同仁，大家對自己都有許多期許，期許自己專業、盡責、情緒穩定、以病人為優先，真的很辛苦。她認為，唯有在卸下這些責任感和期許時，才能真正讓自己被關懷，和獲得壓力的抒發。不要忘了「安、靜、能、繫、望」可以隨時幫到自己，這五字訣適用於每個人！她說明如下：

安（safety）：重視基本的防疫安全措施，戴口罩、勤洗手，保護自己也保護別人。

靜（calming）：重點在保持「心」的平靜。祕訣包括腹式呼吸、瑜伽、氣功、冥想和正念等方式。

能（efficacy）：提升效能感。以居家辦公為例，生活仍要有節律，否則容易心情浮躁，即使在家上班還是可以換穿上班服裝，讓休息和工作有所區隔；若是在隔離的環境，有些事情仍可自己掌握，例如看書、做運動、寫日記等，找回自我控制感。潘怡如提醒，「效能」是現在就投入生活，而不是讓生活靜止，例如本來計畫出國留學或工作，因疫情而被擱置了，這種情況難免使人焦慮。建議當下就要投入生活，一定有現在就能夠做的事，例如上線上英文課程、多閱讀和蒐集當地生活的資訊，若是要念研究所，也可以開始思索或蒐集研究的素材。

繫（connectedness）：增進聯繫。現在有高科技的網路與電子媒介可使用，千萬不要讓自己陷入孤立，可以聯繫本來就很關心但之前因忙碌許久未聯繫的親友，多聯絡家人與朋友，不要讓自己持續孤單。

望（instilling hope）：灌注希望。不要過度注意負面的資訊與報導，相信自己與團隊，自我勉勵與打氣，懷抱希望。

一起走吧，疫情走吧

潘怡如分享美國醫學會期刊ＪＡＭＡ提到的，當醫護人員面對疫情時，會有五個重要的需求：

Hear me：希望自己的實際狀況、壓力和需求能夠被聽到。

Protect me：醫護人員也會害怕染疫，希望有足夠的裝備、希望獲得保護。

Prepare me：醫護人員可能會支援不熟悉的領域，希望自己的專業能獲得進一步提升。把自己準備好，才不至於無法好好照顧病人，無法做到完善。

Support me：希望個人和家庭在生活及各層面的需求能得到協助，也能滿足心理的需求，得到必要的心理支持。

Care for me：這和人與人之間的互信有關，主責單位或主管要醫護人員上戰場打疫情這場仗時，可能常會用命令或交辦的方式，但也應考慮到每個人心中都有害怕與疑慮。他們最希望的是 care for me，也就是：「如果我染疫了，你會好好照顧我嗎？我能否得到好的醫療照顧？萬一我失去工作能力，政府和社會大眾是否能給我支持呢？我的家人怎麼辦？誰會照顧他們？」醫護人員也是人，此時他們有得到支持的需求，這是主責單位應特別重視的層面。

同時，潘怡如提到精神科護理同仁運用創作的方式來鼓舞士氣。護理師楊琇霓創作防疫歌曲「一起走吧，疫情走吧」，不只被防疫旅館選做每日早晚播放的歌曲，更在 YouTube 頻道上獲得許多關注，還獲選新北市觀光旅遊局募集「愛一起，我們疫起挺過」的影片。精神科副護理長傅柏畯也親自剪輯打氣影片，邀請朋友、名人、藝人等一起為醫護人員加油打氣。原來，「創作」也可以是很好的抒壓方式。

潘怡如說：「疫情終究會過去，希望我們都學會珍惜，在疫情之後，更珍惜我們原先所擁有的如此便利而美好的生活。」

一起走吧，疫情走吧

第十九章

環安、清消打造安心家園：默默耕耘的後勤鬥士

受訪者：職安總處魏甫主任

疫情之下，許多人堅守崗位，辛苦的醫護人員在前線抗疫盡心盡力，其實還有一群清潔人員在背後默默貢獻他們的力量。他們是堅強的後盾，平凡而偉大。

職安總魏甫主任表示，院內的清潔工作由職安總負責，這只是他們工作的一環。職安總包含環安課、事務課，負責醫院的環境安全、人員安全以及後勤支援，任務可說是包山包海。

魏甫指出，新冠疫情對亞東醫院的影響其實從二〇二〇年初就開始了。所謂「三軍未發，糧草先行」，後勤單位平常就要做好所有的準備，而不是等發生事情時才做立即的動員；若後勤沒做好，前面打仗很危險。即使疫情呈現趨緩狀態，現在也要為之後的醫療量能做準備，甚至要跑得比疫情還快。

簡而言之，醫院前線在運作時，「現在、立刻、馬上」就是後勤支援的角色，「他們要什麼給什麼就對了！」

從過去SARS和平醫院的經驗來看，當時的超級傳播者是外包的洗衣工，魏甫提醒，所有醫院的使用者都有可能是破口，以這波新冠疫情造成許多家醫院院內感染的事件來看，非醫護人員的感染源職類有：看護、陪病家屬、護佐、行政人員、工務、清潔人員、外包人員等，不同對象需要有不同的防護提醒。

然而清潔人員對未知（看不到的病毒、不熟悉的醫學知識）及已知（媒體接力放送的報導與渲染）的恐懼，一定會感到害怕，不少人離職或請假，這是很大的問題。經過職安總不斷溝通，說明他們和醫護人員有一樣的保護，同院一命，才降低他們的離職和請假率。

環境清潔絕不馬虎

魏甫表示，當確診病人離開負壓隔離病房後，必須清消完備才能接下一位病人。經由針對室內空氣、病室環境及防護裝備進行鉅細靡遺的採檢，透過量測找出病室汙染位置、程度及傳染途徑，有利於清潔細節作業及病人收置環境的擬定。

量測病毒汙染情況的採檢結果，發現房間、浴室的採檢點都有部分呈現陽性反應，前室和走廊所有採檢點則都是陰性，醫護人員防護裝備上（鞋子前端）呈現陽性反應，所有的空氣檢體都是陰性反應。

再經由病房細節加強清潔可阻斷傳播鏈，檢查的地方包括：病人接觸面（扶手、開關、馬桶、水槽等）、病房家具（病床、床邊櫃、氣體牆等）、病房環境（牆面、玻璃、天花板、進排氣口、地面等）。

所有細節都不能馬虎，寧願慢，一定要做仔細。然而清潔人員全副武裝進行這些工作，真的很不容易，能熬過這樣的辛苦，著實令人敬佩。

那麼如何確定清潔夠確實呢？魏甫指出，使用ＡＴＰ檢測可做為清床完之後的抽檢。ＡＴＰ是微生物等有機殘留之指示劑，檢測ＡＴＰ可用於快速評估表面及設施之衛生清理流程的有效性，如此可確保細節正常無虞，確認清潔人員是否有做到位。

在新病人送進來病房之前必須先清消完備，魏甫表示，他們的做法是使用漂白水濕拖，完成之後靜置，以紫外線殺菌燈消毒兩小時，再讓清潔人員或護佐進去做細部的清潔，可降低細節的疏漏所產生的汙染。

在建置負壓環境方面，工務人員無不小心謹慎。負壓隔離病房的氣壓維持負八到十二Pa，但是不可能在疫情突然暴發的情況下，短時間內讓所有硬體病房都維持負壓。前室和走廊影響沒有那麼大，只要有微負壓的環境，都能達到效果。

比較難維護的是，如何在人員流動的情況下建置微負壓？這是個挑戰。透過空調管控的方式來控制氣流的流向，即便是一般病房改成專責病房，還是能維持微負壓的狀況，同時注意關門的重要性，讓環境保持負壓和關門的狀態，並盡量減少進出。

建議採檢點包括：病房廁所進排氣出風口、空調的濾網、初級與中級HEAP濾網，不只要定期更換，還要有檢查的紀錄。操作這些任務的工作人員處於高風險狀況，需要為他們進行快篩，以確保大家的安全，也避免傳播鏈因為人為疏忽而散播出去。從細節到整個架構落實執行清潔，是職安總堅持的要求。

七月還曾請化學兵來協助環境清消，包括外部環境、新冠肺炎專責加護病房。化學兵清消之後，所有物品表面會沾附大量漂白水，需要清潔擦拭，避免漂白水腐蝕儀器，全部擦拭完畢再透過檢驗來確保病房的清潔。

即便是做了那麼多的防護與提醒，六月四日仍然有被服人員確診，當下立即採檢可能接觸到的人員，幸好都是陰性。事後檢討可能的汙染源、動線合理性

（乾淨、汙動線分開）、集中載離，都沒發現問題；後來才發現汙衣超過汙衣桶的容量，判斷是被服人員封袋時接觸到病毒而遭受感染。

魏甫強調，「防疫是全體總動員」，如果每個人在正確脫除汙衣、口罩之後都能放在正確的位置，那麼後面收置的人員也相對安全。

他以「黑天鵝事件」來比喻，被服人員染疫的狀況是否一開始沒有預測到？這種小概率的發生，就有可能造成防疫崩盤。相對的是「灰犀牛事件」，當重大狀況發生時，大家都知道要戴口罩、打疫苗，如果應做、能做而未做或懈怠，進而造成崩盤，不只從醫療角度要注意，從後勤角度也必須警惕。

每位都是平凡英雄

疫情期間，亞東醫院新冠肺炎專責加護病房收治全國最多的新冠重症患者，環安課和清潔人員雖然不是第一線，但是他們執行的任務，和第一線人員同樣重要。專責加護病房醫護人員視他們為自己單位的同仁，讓他們感受到和醫護人員一樣的使命。

魏甫還提到，疫情期間，事務課的同仁為了在急診和大門門口貼警示地線，在大太陽下穿著完整的隔離裝備，幾近中暑的情況，趴在柏油路上親手貼地線，每位同仁回來都全身汗濕、虛脫。他們彼此打氣，也苦笑著說：「貼個地線怎麼這麼難？」因此對於醫療現場的醫護同仁穿著全身防護裝備拚命工作，非常能感同身受，為彼此站在同一陣線上而感動。

邱冠明經常提醒大家：「速率決定步驟！」如何做得更好，需要持續檢討。魏甫深有體認的說道：「團隊打的是群體戰，隊友ＯＫ，我們才ＯＫ，反之亦然。」

他並說，後線為前線提供支援是職責所在，如果醫護同仁在前線要支援沒支援，他們如何做好前線作業？後援任務甚至要在前線還沒開口之前就能夠備好主動支援，這不是什麼多偉大的事情，只要扮演好後勤單位的角色及責任，「無名」這兩個字就是他們最好的代名詞。

第三部

重獲新生：
同島一命，攜手前行

亞東醫院在疫情最嚴峻時，從院前出發，協助新北市衛生局設立板橋及三重兩所加強版集中檢疫所，由洪芳明及林恆甫兩位醫師分別擔任指揮官；並由亞東醫院醫務祕書、社區健康發展中心、健康管理中心、資訊處、家醫科、門診護理站、祕書處、藥學部、企劃處及居家護理等，成立高效篩檢團隊，走出醫院，在新北市成立社區快篩站、疫苗接種站，提供快篩快打服務，更深入染疫熱區及企業進行快篩快打，走進長照家庭提供在宅疫苗施打服務。

楊倩蓉◎採訪撰文

（第二十至二十九章）

第二十章

飯店投身抗疫前哨站：板橋集檢所補位醫療量能

受訪者：外科暨創傷加護病房洪芳明主任、護理部許夢萍督導在一般民眾的印象裡，生病當然是去醫院，為什麼要去醫院以外的地方就診？在今年五月新冠疫情本土病例暴增之前，這是許多人想都沒想過的事情；甚至，就連創傷科主任林恆甫也說，如果兩年前，有人告訴他，有個旅館專門安置病人，他一定會覺得對方胡說八道，有病為什麼不去醫院？

外科暨創傷加護病房主任洪芳明在去年疫情肆虐全球時，聽到來自中國大陸武漢的醫界友人分享的幾則故事，也完全無法想像。

他說，這位友人的一位好友，父親罹患新冠肺炎，跪著求他讓父親進醫院，然而當時武漢的方艙醫院還沒蓋好，醫院沒有床位，只好拒絕；另一名孕婦因為確診，家人借遍全村的錢，讓她插上葉克膜急救，最後，家屬哭著說沒錢了，醫護人員只好哭著把葉克膜拔掉，最終死亡。

「他的醫護夥伴抱著他哭，他回房間後也哭，我聽他講的時候，只能說，哪天來台北，我請他喝酒。但是今年，我開始有像他一樣的感受。這次的疫情就像海嘯，完全不知道明天是什麼，這是在板橋集中檢疫所最初幾天的感受。」洪芳明說。

臨危受命，前進集檢所

五月中旬，雙北新冠疫情本土案例暴增，五月二十四日，全台確診個案達四千九百一十七位，新北市單日確診就達一百七十七例。由於新北確診個案數暴增，新北市政府徵調的集中檢疫所不夠，僅三所、共五百零九個房間，分別在泰山、淡水及新店，需要再增加兩所。亞東醫院洪芳明與林恆甫兩位醫師臨危受命，分別負責擔任板橋及三重兩所集中檢疫所的指揮官。

接到任務當下，已傳出三名染疫者病逝其他檢疫所，洪芳明與林恆甫的壓力可想而知。

尤其，板橋加強版集中檢疫所指揮官洪芳明，從臨危受命到正式收治病人，籌備時間只有短短不到八十小時。五月二十七日至三十日，四天睡不到十五小時的洪芳明，夜以繼日部署，硬是開出三百個病床來。

他五月二十四日接獲任命，下午就進行場地初勘，確定可將位於板橋的某家旅館改為集中檢疫所；二十六日進行相關進駐人員的造冊，包括醫護人員、安全組（由保安大隊提供警力）及後勤組（飯店工作人員）；二十七日開始為身在第一線的醫護及工作人員施打疫苗，並進行防疫的醫護教育，同時布置場地；二十八日板橋集檢所正式收治確診病人，當天救護車送來的染疫者就高達兩百位。

三重集中檢疫所指揮官林恆甫說，去年國外受疫情肆虐的國家，都曾面臨醫療系統崩壞，導致更多病人因醫院量能不足而死亡。因此疫情嚴峻時，被視為醫院前哨的集中檢疫所，扮演相當重要的地位。

為了避免醫療系統因確診個案激增而崩壞，醫院必須要做外展服務，集中檢疫所就是外展服務的一環。將病人依照病情分流，重症後送醫院，輕症者送到集中檢疫所接受隔離治療與觀察即可，以減輕醫院的負荷。

病人陸續湧入，終點在哪裡？

洪芳明是外科暨創傷加護病房主任，醫師生涯已二十七年。他曾經歷過二〇〇三年的ＳＡＲＳ疫情風波，他表示，當時不像這次嚴重，病人沒有多到需要外科加護病房來協助。但這次疫情，包括內科加護病房、神經科加護病房與心臟加護病房等全部重症醫學部醫師及內外科醫師都來承擔。

尤其，板橋集中檢疫所是由旅館改裝而成，醫護人員必須離開熟悉的環境，到一個陌生地方，重新安排與防疫相關的醫療環境與防疫動線，這對許多醫護人員都是一大挑戰。

洪芳明回想當時剛進入檢疫所時，面對疫情不斷升溫，相較於當年的SARS，他說：「這次時間長度長、病人多、事情多，遠遠超出我們的預期。我一開始還不知道能不能看到終點，會不會結束。」

他永遠都記得板橋檢疫所開始收治病人的第一天，五月二十八日當天上午七點整，他帶領醫護及工作人員穿著全套隔離衣，在板橋檢疫所等待救護車將確診病人自家中載送過來。當時他已跟亞東醫院及三重醫院談妥，共可以提供十二張病床給他，若轉送來檢疫所的病人需住院，可以後送到這些醫院。「但前三輛救護車共八名病人，就有四名轉重症需要後送醫院，我就知道，整個疫情超乎我的想像。」他說。他在臉書寫到當天情形：

總共接收兩百個病人，當中有十六個病人需要轉院，這的確是艱困的任務，在想，有沒有一個單位，十個半小時內接收兩百個病人，當中一百八十四人住院（指住在板橋集檢所），十六人轉院。還好我們撐過了，病人也平安了。

做為指揮官，他說：「當時我只有兩個很卑微的願望，一是所有檢疫所裡的住民（確診者）沒人死亡，二是我的全部夥伴包括醫護人員、安全人員及後勤組人員，都能全身而退，無人染疫。」

跨組跨域合作無間

為了達成這個目標，或許是曾經念過台大EMBA的背景，讓他在超前部署上，有更長遠周延的考量。他笑說：「我念EMBA最大的收穫就是把錢、資源跟IT搞得更懂，另外就是懂得跟非同溫層的人溝通。」

他指出，在承接這次緊急任務前，醫護之間的溝通是簡單的，各科別各行其是，彼此都有共同語言。但是這次成立板橋集中檢疫所，無論是徵召各科醫護人員、面對安全人員及飯店後勤人員，以及與新北市政府溝通對話、與各醫院協調病床等，都需要跨組跨域的溝通。

也因為事前良好的溝通，讓這所全台最大檢疫中心，在四十一天內，從一開始一次送來兩百位病人，到後來共收治六百七十九位，累計五百三十八人健康出院，其餘透過分流轉院，做到所有檢疫所裡的病人零死亡，醫護及工作人員也全身而退。

「我們給自己的定位就是，分流及輕症照顧中心。」他說。

在此目標下，有鑑於第一天就送來多達兩百位病人，且重症比率高，他立刻改變策略，原本血氧濃度低於九十四以下就後送到醫院，調整為低於九十以下才後送。因為檢疫所也有醫師二十四小時駐點，隨時可提供醫療協助。

除此之外，為了讓檢疫所迅速上軌道，分擔醫院的醫療能量，洪芳明與許夢萍督導分工，他在前方作戰，督導們負責管控檢疫所內部流程是否順暢。他們從五月二十七日進駐檢疫所，包括物資準備、標示標語、動線確認，以及人員的防疫訓練等，一直忙到清晨五點才躺下休息，六點又趕緊起床準備迎接第一批病人送達。

「第一天就有醫護人員中暑，天氣這麼熱，衣服有兩層、口罩兩層，N95口罩戴在防護衣裡面是會濕透的，而濕了就不透氣了。」許夢萍肩負著工作人員安全，只要有醫護人員快中暑，就趕緊找人替代，讓他休息。

「我的同仁真的很令我感動，休息十五分鐘，心跳恢復一點，喝了水，立刻就說：『督導，我可以下去了。』」她說。

一波又一波的考驗

雖然目標訂定明確，在檢疫所開始招收病人之前，洪芳明就已經把各種流程細節詳細訂定出來。但是，就像這場疫情，事前沒有SOP可以遵循，醫護人員進駐檢疫所，面對的也經常是突如其來的考驗。

他表示：「我們要做的事情超級雜，還要提供數據給衛生局，病人家屬也會來電抱怨。」

除此之外，當時雙和醫院剛暴發病人攻擊醫護人員，彰化防疫旅館還發生火災，這些意外都必須加以提防。

為了保護病人及醫護工作者兩方的安全，除了嚴格詳列工作人員固定的動線外，有鑑於雙和醫院醫護人員遭暴力事件，板橋檢疫所規定護理人員前往房間探視病人時，必須兩兩一組，並安排警員隨時監控螢幕，隨時可以介入。

許夢萍表示，被送進檢疫所的病人，面對疾病的不安，難免心情不好。碰到情緒強烈的病人，她會刻意在該房門鈴上貼黃色標籤示警，讓醫護人員先有心理準備。彰化防疫旅館發生大火後，她更是緊急畫出每層樓的逃生路線與滅火器安放處，防患未然。

面對檢疫所數百位確診者，病情有可能隨時出現變化，現場醫護人員心理壓力可想而知。板橋檢疫所收治病人的第二天，洪芳明忙到晚上十一點才離開，立刻接到醫護人員打電話通知，夜間九點的查房檢視，其中一位病人毫無動靜，無論按門鈴、電話通知，或是LINE，始終沒有回應。

板橋檢疫所原本是飯店，房間都是獨立，病人可由內鎖門，更讓醫護人員非常緊張。尤其在聽到其他檢疫所發生病人死在房間的消息後，更加不安。最後，檢疫所原本的旅館值班經理拿出可開任何房間的緊急房卡，才打開房門。

「你知道我們進去時有多緊張？多擔心開門那一剎那見到無可挽回的事情發生。」許夢萍仍心有餘悸。其實，這名病人只是熟睡，渾然不覺門鈴及電話響。

隔天一早，洪芳明對檢疫所所有住民廣播，請大家晚間就寢前，務必跟醫護人員聯繫報平安。

他表示：「我最大的壓力，是病人的病情變化。」因為光是第一天，檢疫所就轉送十六名病人到醫院，其中五名須送到加護病房插管。

「假設我們沒有在第一天把他們送到醫院，病人很可能就死在家裡，這不是你當醫療人員想要的結果。」尤其，後來連自己女兒的國小老師也全家染疫，被送到板橋檢疫所接受隔離治療，幸而後來康復返家，「能照顧到他們，我覺得很值得。」他說。

狀況突發，片刻不鬆懈

除了病人病情變化讓醫護人員提心吊膽外，家屬基於關心，也帶給醫護及工作人員不少困擾。

五月三十日，板橋檢疫所第三天，洪芳明在臉書上寫道：

請集中檢疫所的病人不要叫外送，但還是有很多外送員冒著生命危險，跨越感染紅線外送食物；儘管我們病人告知家屬，送的東西適可而止，然而，香蕉一串，鳳梨兩顆，罐頭一箱，泡麵數箱，各種家屬送來的東西，不勝枚舉，真的讓我大開眼界。

看著護理人員、警察大哥，穿著厚重的兔寶寶隔離衣，一箱又一袋的協助家屬運送物資，真的想提醒在檢疫所的好朋友，醫療人員冒著染疫危險，為的就是想讓你們康復。我們捉襟見肘的人力，應該拿來照顧大家，而不是幫大家運送物資。

幸虧有他的登高一呼，加上媒體轉載，提醒了家屬在送物資到檢疫所前要三思，有效舒緩了醫護人員的壓力。

洪芳明表示，進駐板橋檢疫所後，不管再忙，他都抽空上臉書記錄防疫過程。不只是抒發心情，他說：「我想傳達的是『居安思危』。」他發布心情記錄點滴時，刻意安排字體大小及編排，讓易讀性更高，就是為了隨時提醒大家這個世紀疫情的千變萬化。台灣與疫情，只有一架飛機的距離，必須視疫情為常態化，隨時保持警戒，不容有一絲鬆懈。

檢疫所防疫工作非常辛苦，尤其醫護人員都是離開原本熟悉的醫院場域，來到陌生的地方進行醫療工作，工作量與內容都加倍；在疫情緊張時，這些身處最前線的醫護人員為了保護家人，長期進駐在檢疫所，連家也不敢回。

洪芳明記得，有一晚在檢疫所準備下班時，搭電梯碰到一個護理師，「他很高興的跟我說，今天他的ＰＣＲ報告出來是陰性，他要趁陰性時趕緊回家。聽起來讓人有點心酸。」他苦笑。

其實，就連他自己在接到擔任板橋檢疫所指揮官任務時，也曾跟妻子表示，他是否該去防疫旅館長住，暫時不回家。「我太太以前也是加護病房護理師，她說：『你壓力這麼大，還是回家吧，我知道你會保護好自己。』」因此，即使每次忙到深夜，返家的第一個動作就是先在陽台把身上所有衣物褪盡，然後直接到浴室洗澡。為了減少父母的擔心，每晚也跟父母通電話報平安。

面對疫情，共同承擔

不過，在板橋檢疫所，還是有許多感人小故事發生，讓醫護人員感動不已。

許夢萍回憶，板橋集檢所地處板橋市中心，原本以為鄰近商家會反彈，但有一次醫護人員到對面飲料店買飲料，沒想到店員表示，有一位善心人士特地寄放一筆錢在這裡，只要是檢疫所醫護人員來買飲料，一律從這筆錢來扣。

經過醫護人員追問再三，員工才吐露實情：「飲料店裡兩位員工看到我們穿著隔離衣接送病人，覺得很辛苦又很熱，所以自掏腰包，再以善心人士名義告知。」還有另一家飲料店，也是每天送飲料給工作人員。面對災厄，大家都是以一種共同承擔的心境來彼此鼓勵。

許夢萍還分享檢疫所裡一個案例。病人被送來檢疫所，難免心情不好，有一位七十幾歲的婆婆更是悶悶不樂。原來在市場工作的婆婆不聽媳婦勸告，堅持工作，沒想到自己染疫還傳染給全家。如今全家都隔離在不同房間，媳婦也因此不諒解她。婆婆用 LINE 聯絡都沒下文，讓這位婆婆非常自責，心情低落。

護理師因此擔任起婆媳之間的橋梁工作，由護理師向在另一個房間隔離的媳婦進行勸說，擔任和事佬，表示婆婆非常難過自責，請她還是回應婆婆的 LINE 訊息，最後慢慢融化了彼此的情緒，媳婦也開始主動關懷婆婆。這對護理人員來說，真的很有成就感。

如果再來一次……

經歷四十一天的防疫大作戰後，七月七日，板橋集中檢疫所送走最後一位病人健康離開，洪芳明做到了六百多位入住檢疫所病人零死亡，累計五百三十八名病人健康離開檢疫所，醫護及工作人員也全身而退，無一人染疫的目標。

經過這段時間，他體重輕減許多，同事看到他都驚呼像換了一個人。事後，其他醫師問他：「如果再來一次，你還要做嗎？」他毫不考慮的回答：「當然要啊，很值得。」

洪芳明做為醫師與大學教授，除了醫病及傳道授業解惑外，還有社會使命。遇到疫情，亞東醫院所有醫護人員從沒有躲避的心態，大家一心努力去做對的事。

也因為有了這次彌足珍貴的防疫大作戰經驗，如果疫情再度暴發，他笑著問身旁一起作戰的許夢萍：「如果疫情再來，你多久可以準備好？」許夢萍立刻大聲回答：「馬上！」

有了這次經驗，無論在人力調度、流程建立上都已游刃有餘，洪芳明更強調：「如果再來一次，我不會有白天晚上限制，我會二十四小時排足人力，隨時接送病人。我不要讓病人在家裡等待，送他們來檢疫所比在家裡安全。」

但他最想說的一句話是：「我們已經準備好，但是希望不要說再見。」

第二十一章

把民怨化為進步動力：三重集檢所催出全能戰力

受訪者：創傷科林恆甫主任、護理部賴宜芳督導由亞東醫院負責外展開出的集中檢疫所共兩間，板橋集中檢疫所於五月二十八日正式啟用後，五月三十日，三重集中檢疫所也正式開始收治病人長達一個月，由亞東醫院創傷科主任林恆甫擔任集檢所指揮官，共收治兩百一十位確診病人。期間病情變化轉院二十一人，百分之九十病人順利解隔離，與板橋集中檢疫所一樣，做到入住檢疫所病人零死亡，醫護及工作人員全身而退，無一人染疫的目標。

內憂外患接踵而至

不過，相較於板橋集中檢疫所，位於三重的檢疫所在收治病人期間，可說是各種大小意外狀況接踵而來，不僅考驗醫護人員的耐心，也考驗大家臨機應變與危機處理的能耐。

首先從三重檢疫所的先天地理範圍說起。檢疫所原來是一間正在興建中的飯店，雖然外觀已經建好，但部分地方尚在施工。多虧飯店主人急公好義，在短時間內整理出來，提供新北市政府做為收治病人的集中檢疫所。

其次，當地居民原本看到的是興建中的飯店，忽然之間，變成穿著白色隔離衣的醫護人員進進出出，救護車來來去去。因為不安恐懼，導致當地居民反彈，考驗指揮官的溝通能力。

一開始是里長發動抗議，接著是區長代為表達民眾的憂慮，然後民意代表也來關切。林恆甫說：「我知道區長的為難，也覺得居民的反應很合理，因為這是人對未知的恐懼。」他利用各種管道委婉說明，警察分隊長、里長、區長也來居中協調，最後還是得靠新北市政府發出電子公告，明令三重集中檢疫所是受到政府命令去執行防疫工作，風波才停息。

身為指揮官，他認為，碰到衝突就要趕緊處理，否則現在網路散布快，很容易就將居民的不滿發酵出去，讓防疫工作更加困難。

外部憂患解決，但內部憂患才正開始。由於是興建中的飯店，難免有許多未竟之處，大小狀況不斷。加上六月原本就是台灣梅雨季，經常大雨滂沱，三重檢疫所在短短一個月內就經歷電梯故障、室內大淹水、停電等事件。

那次電梯大停電，醫護人員穿著隔離衣，全卡在樓層裡無法行動，病人不斷抱怨呼叫醫護人員卻遲遲不見。直到四小時後修好電梯，醫護人員才趕緊行動。

其實醫護人員穿上隔離衣，是需要時間的。所謂的隔離衣，顧名思義就是要穿到滴水不漏，完全密閉，才能隔絕病毒。光是穿上隔離衣就需要花十分鐘，為了保護醫護人員安全，林恆甫特別規定穿好隔離衣後，還須由另外一位檢查，以免有疏漏之處，過程甚至需花費半小時才能行動。因此病人有需求，自然無法隨傳隨到。

而相較於穿隔離衣，脫下的風險又高於穿上，因為此時隔離衣經過探視，有可能沾上病毒，必須在指定地點脫下，而且一次只能一人進去除裝，以免人多彼此碰觸。所以經常能看到醫護人員大排長龍，在探視工作結束後，等待脫下隔離衣。

林恆甫無奈說，電梯故障才剛落幕，沒想到偏偏又碰到滂沱大雨。檢疫所三樓室外陽台因排水管堵塞而大淹水，從陽台淹進護理站。為了保護護理站許多貴重儀器及醫護用品，林恆甫帶著幾位醫護及工作人員徒手挖排水管內的垃圾，原來飯店施工時，排水管有垃圾堵住，大雨沖積，才造成三樓工作區大淹水。

當時三重地區午後經常下大雷雨，為了避免救護車將病人送到門口時，病人淋到雨，工作人員更是緊急找來數把傘面超大的傘，大家接力將病人安全送到檢疫所內。

「我跟他們開玩笑說，他們該受的苦都受齊了。」林恆甫苦笑說。

用同理心善待病患與家屬

這只是一部分的挑戰，更多的挑戰來自於病人及家屬。從板橋檢疫所到三重檢疫所，都有擔心的家屬每日殷切送來補給品給病人。

「有家屬送來礦泉水，對他們是很小的事，對我們醫護是不可承受之重。」他表示，醫護人員額外騰出力氣來處理每日家屬送來的物資，每日集中在一個時間內配送到各病房。但送來的物資，不是受理人的名字沒寫上，就是只寫房號，必須再重新一一比對。還有家屬送來包括礦泉水等沉重物品，醫護人員得在大熱天氣喘吁吁搬運這些物資，再逐一送到各樓層，擠壓到護理人員真正的醫護工作時間。

三重檢疫所督導賴宜芳解釋，會有這些情況，是因為很多臨時被通知已確診的人來到檢疫所後，靜下心來才發現許多東西沒帶，開始聯絡親朋好友運送過來。病人中有準備指考的學生，需要家人送遠距考試需要的東西；也有病人因為家人都被隔離，被送到中南部地區的防疫旅館，只好請朋友代送物資。林恆甫努力勸家屬盡量不要運送太沉重及繁複的東西，以免增加醫護人力負擔。

至於入住的病人端方面，一位長年在萬華及三重流浪的街友阿伯，因為染疫被送來檢疫所，但他已習慣到處趴趴走，忽然被關在一個房間內無法適應，加上房間無法從外面上鎖，只靠病人自主管理，這位街友阿伯沒事就走出房間，想要離開檢疫所。

賴宜芳回憶：「那個晚上其實很慘。護理人員二十四小時住在檢疫所，晚班同仁幾乎每一小時就要去處理他，因為他亂按其他房間的門鈴，不然就去開防火通道，只要一推開防火通道的門，警鈴就會大作。」

防火通道的警鈴一大作，醫護人員就要趕緊穿上隔離衣去處理。一個晚上從八點到半夜三四點，護理人員總共著裝八次，最後還是無法擋住這位街友的行動。賴宜芳只好進入房間輔導街友阿伯，這才發現，原來阿伯很焦慮又恐慌，怕沒錢付旅館費。她趕緊告訴阿伯，這是政府給付，他只要安心待在房間看電視，放心喝水用餐，才順利讓阿伯安心在房間待下來。

林恆甫說，用同理心來想，生病本來就很煩了，心裡也會產生許多疑慮：這個病到底會不會好？我可以得到適當照顧嗎？如果我康復了，會不會放我走？

賴宜芳緩緩說道，不安的心理，也讓一位七十幾歲的婆婆頻頻在一個小時就打七通電話，希望護理人員陪伴在她身旁。

「她一下子說電視壞了、熱水瓶不會用、血氧機掉了，不然就說她想找兒子，要我們幫她撥電話，或是說胸口痛。」醫護人員人仰馬翻一陣子後，才明白婆婆是寂寞使然，家人又都在隔離，需要關懷。

「我們除了上午去看她，下午的關懷電話也增加，讓她知道有人關懷，也像家人一樣跟她聊天，她慢慢適應後，就不再打電話了。」賴宜芳說。

危機訓練出十項全能

面對各種突發狀況，林恆甫不斷做滾動式的調整。例如，原本醫護人員在醫院是每日三次幫病人量血壓及血氧等，但他認為醫護暴露在高風險的次數太多，改為一天入病房一次，其餘用電話關懷，請病人回傳血氧數字及呼吸狀態；又如入住期間發生彰化防疫旅館大火，原本三重檢疫所旅館方建議將防火通道鎖死，避免有病人隨意進出，造成防疫破口。但是他改為加裝蜂鳴器警鈴，考慮到萬一失火時，防火通道反鎖會導致更嚴重的傷亡。

談到這次擔任指揮官的感想，林恆甫特別感謝新北市政府全權授與指揮官的權力，而不是要求凡是先請示再行動，讓他可以隨時應變，才不會延誤時機。

而做為督導，帶領各科招募來的醫護人員進駐三重檢疫所，賴宜芳說，以往，各科護理師各行其是，兒科護理師從來沒想到要與外科護理師合作交叉學習，甚至來到一個不是醫院的地方從事護理工作。但面對疫情，大家很快就適應角色轉變。

三重檢疫所任務告一段落後，賴宜芳說：「很多護理師回來都跟我說：『督導，我現在什麼都能做，什麼科的病人都能照顧，就算是精神科的病人我也可以去做一些談話，以後派我去哪裡支援都可以。』」

除了醫護人員，三重檢疫所的後勤單位還包括保警人員及旅館工作人員。賴宜芳說，第一批旅館工作人員在籌備時期，接受防疫教育並施打疫苗後，因為對疫病的恐懼，加上必須進入病房做清潔及消毒，十位有八位立即離職，只剩下兩位堅守崗位，工作辛苦，讓她非常感謝。

亞東醫院為了讓檢疫所的醫療人員無後顧之憂，專心照護病人，每日兩趟補給車，回應他們所有需求，還有藥師利用下班時間，自行搭車過來幫忙送補給品。

林恆甫也說，這次警員前來三重檢疫所協助安全，他笑說：「經過這次磨合，他們變成防疫戰士，回到工作崗位後，絕對是最有防疫經驗的；我還遇到我們警員去糾正別人，免得破壞防疫動線，相信他們回到工作崗位後，會變成防疫種子。」

醫師生涯多年，林恆甫曾參與九二一大地震的現場救援，以及SRAS期間擔任主治醫師。他說，九二一大地震時，他學到的教訓就是：「雖然地震是一個不幸，但是處理這些災禍的系統建立，平常就要準備。」

此外，他表示，SARS暴發時，就已提出要研發疫苗，但十幾年來因為沒有再暴發嚴重疫情，大家也就讓它過去了。

「我覺得COVID-19病毒可能不是最後一個，新興的病毒傳染會以不同面貌出現，我們真的要尊敬病毒，要知道它不是那麼好對付，我們要與它共存，在生活裡就必須把防疫這件事放到心裡。」他嚴肅的說。

第二十二章

零接觸的醫病溝通：雲端病房全面掌握病情變化

受訪者：外科暨創傷加護病房洪芳明主任、護理部許夢萍督導這次疫情暴發，板橋、三重兩間集中檢疫所也立即成立零接觸的雲端病房，讓醫護與病人之間在避免實體面對面接觸下，能夠有順暢溝通的管道。

板橋集檢所指揮官洪芳明說，這次雲端病房的建立，始於過去他在加護病房的經驗。當時他利用醫院電話申請 LINE 帳戶，讓家屬及病人可以透過社群彼此溝通，甚至，家人也會傳視訊給病人看；若病情發生變化，他也可以透過 LINE 跟病人家屬溝通。

LINE 群組讓隔離不孤單

接到集檢所任務時，他當下就思考，如何降低醫護人員與染疫病人的實體接觸？尤其，每次醫護人員到病房關懷病人時，必須耗時穿上隔離衣，數百位病人又分散在十五個樓層三百個房間裡，在醫護人力有限情況下，他決定將加護病房的經驗移植到集檢所，藉由建立虛擬的雲端病房，有效掌握各間房內的病情變化。

首先，護理師在十五個樓層各自設立 LINE 群組，邀請每個病人加入，人人都有 QR Code，大家每天上傳血氧值、體溫，醫護人員透過 LINE 視訊、交談，掌握他們的生理情況。指揮官也在 LINE 傳送保健資訊，讓病人同步了解肺部與心理復健知識。這些生理數值不僅傳回醫院，也送到醫院架設的網路虛擬病房。

「我們有十五層樓，我就發十五台平板，照顧三百個房間。」他表示，每一個樓層的醫護人員都為這個樓層的病人設立一個 LINE 群組，病人可以在群組上分享心情，尤其染疫後心情恐懼又焦慮，更需要有這樣一個分享心情的地方。

許夢萍督導表示，來自病人的回饋非常多，大家都很高興有這樣的雲端病房存在。「我常常看到護理人員拿著平板跟病人對話，我也是隔幾天就群發給病人，對每個病人家庭問候與關心，他們都很開心。」洪芳明說。

雲端與實體同步

除了用 LINE 來取代面對面的接觸，雲端病房的設立還有一個好處，檢疫所的醫護人員可以透過醫院資訊處協助從亞東醫院架接過來的簡易系統，讓醫護人員從病歷設立到成立病歷號，以及了解每天病人的血氧及血壓數字等，透過即時回傳到雲端病房系統，與醫院的醫療系統同步。

洪芳明說：「醫護人員上傳到這個系統後，我的手機裡就可以收到集檢所三百個病人的數據，我隨時看得到，看到之後還可以發生很多事情。」

他舉例，有的病人不會跟護理師抱怨自己哪裡不舒服，可是他透過手機的數據查看，發現有病人連續幾天體溫都是三十七至三十八度，於是他請醫護人員主動詢問，病人才表示的確有些不舒服。「這是我覺得在雲端設立虛擬病房滿開心的一件事。」他說，靠著這套網路系統，後來有七十四人病情轉壞時，能夠即時安排轉院，離開集檢所。

三重集中檢疫所也是在接到任務後，立即請醫院資訊處協助將醫院的資訊系統架接過去，透過遠端操作，順利建立病人的床號及病歷號，再回傳到醫院後端的醫療事務處，協助他們建檔，再回傳到醫護人員的電腦醫療系統中，讓他們可以隨時檢視病人病歷，醫師也可以透過病歷進行開藥，甚至掌握檢疫所裡哪些藥物已經快用盡，可以盡早準備，一氣呵成。

林恆甫說，國外雲端照護，都是病人在家裡，醫師在醫院裡，但檢疫所更進一步，平常透過雲端照護病人，盡量醫病零接觸，以免感染；「但是萬一病人有狀況，醫護人員就在檢疫所立刻介入，把病人從雲端裡解救出來，讓他轉入一般的傳統醫療方式，進一步維護他的安全。」

無論是實體關懷，或是建立雲端病房增加醫病溝通機會，洪芳明與林恆甫兩位指揮官的初衷，都是為了堅守一開始設立的目標，那就是「防止集檢所無預期病安事件，以及達到無一個病人在集檢所死亡後才發現的事情發生」。經過一個多月的抗疫大作戰，兩位指揮官醫師，都做到了。

第二十三章

線上問診宛如親臨診間：無遠弗屆的遠距醫療

受訪者：院長室暨企劃處黃裔貽特助、企劃處黃淑顏專員一場疫情，考驗的不只醫院接收病人的量能多寡，也考驗傳統醫病關係。

亞東醫院院長室暨企劃處特助黃裔貽指出，五月疫情暴發時，亞東醫院因為身處疫情熱區，加上院內感染新聞，讓民眾畏懼踏入醫院；「我們的服務受到非常大的衝擊，最嚴重時，門診量降到原來的三成而已。」她表示。

病人不敢來醫院，但又有醫療需求怎麼辦？尤其，全台有七百萬慢性病人，需要定時回診領藥，而這些慢性病人中，有許多高齡長者，又屬新冠重症風險最高的族群，更不敢踏出家門。

人性化的遠距醫療平台

為了重拾長久以來建立的醫病信任關係，也為了繼續照護這些慢性疾病患者，邱冠明在疫情升溫時，也立刻指示，醫院各科醫護人員學習如何使用遠距醫療模式，繼續照護病人。

黃裔貽指出，遠距醫療雖然已試行數年，但未納入健保給付範圍，主要運用在偏鄉及離島。但因應這次疫情暴發，政府於五月全面開放遠距醫療並納入健保給付，亞東醫院緊急成立遠距醫療小組，配合健保署政策，從五月二十四日開始實施遠距視訊門診服務。

負責執行此計畫的黃裔貽表示，過去，亞東醫院所使用的遠距醫療服務平台，主要對口是以醫師對醫師，以及醫院對機構的方向來設計，如今疫情下的遠距醫療，是醫師端對病人端的需求，原來平台已不適合使用。五月十八日健保署公告開放遠距醫療後，亞東醫院資訊處在三天內，與母集團的相關企業——遠傳電信，共同規劃出新的遠距終端平台，從五月二十二日開始接受遠距掛號，五月二十四日就正式啟動遠距門診。

其他醫院也因應疫情開啟遠距醫療，但受限於一般平台並無開診功能，或是平台掛號後，需耗費人工再從院內掛號，而在平台掛號後，還需建置視訊會議室，並另行通知病人，過程繁複冗長，導致視訊門診掛號的民眾不踴躍。而亞東醫院遠距醫療二十四日正式上線後，門診量從第一天二十五人看診，到後來一天就達兩百多人看診。原因就在於所使用的遠距終端平台，從掛號、提醒病人、看診清單到視訊看診，全都一條龍遠距服務，透過串接醫院系統，民眾在平台完成掛號後，院內也同步完成。

亞東醫院是如何做到的？

其實，亞東一開始試辦遠距醫療時，考慮到民眾可能不積極，或是有進入障礙，所以先是由各科派出一位醫師來負責視訊門診及協助開慢箋，但沒想到竟有渲染效果。只要有一位醫師將遠距門診做起來，獲得病人肯定回饋，就會帶動其他醫師積極加入。加上病人對醫師都有跟隨性，還是希望由自己熟悉的醫師問診，所以開始全面推廣。

遠距醫療新體驗

不過，遠距醫療除了需要建立完備資訊系統外，正式上線後，操作端才是真正最大的挑戰。

過往，醫院門診病人百分之三十以上都是六十五歲的長者，本來就對數位工具不熟悉。亞東遠距醫療團隊特地從各科調來醫護人力成立病人端的服務小組，設立十支病患電話專線服務，不僅協助民眾如何下載遠距醫療服務的App及使用；在進行視訊服務時，若民眾在操作上卡卡，也能隨時透過電話來解除疑難雜症。

黃裔貽說，過去，台灣遠距醫療始終停留在偏鄉與離島，這次疫情才有機會廣泛深入民眾生活裡。也因此，企劃處專員黃淑顏感受到，遠距醫療服務正式上線後，各種千奇百怪的問題接踵而來，對於醫師端與病人端都是新體驗。

她舉例，醫師最常碰到的情形，就是「一人看診，全家陪在旁問問題」，例如小兒科醫師透過視訊門診幫兒童看病，父母在一旁也會順便請教醫師對於疫情的疑慮與不安，「我們的醫師很耐心解釋，讓民眾在疫情期間放心，也維繫醫病之間的關係。」

醫師端的問題比較簡單，資訊人員會到診間協助第一次使用視訊門診服務的醫師上手。不過在病人端，有的可能是因為子女幫父母掛號，誤填自己的資料；或是收訊不佳，影響視訊等。多虧這十支專線電話，醫護人員可以隨時在線上介入，協助解決操作問題。

黃裔貽表示，遠距醫療剛上線時，每天都像在打仗。尤其，遠距醫療服務從五月二十四日上線到七月中，共服務七千多位民眾進行遠距醫療，遠距醫療小組須逐一教會許多第一次使用的民眾如何操作App及解決疑難雜症。若病人預約錯時間，還得到後台去確認，再重新協助預約，加上每週都有新醫師加入，需重排門診表，也是一大工程，要逐一幫醫師開診間的視訊會議室等，工作量加倍。

不過，令人欣慰的是，隨著民眾開始習慣遠距醫療服務，最初醫院安排十位人員守著十支電話專線來協助病人順利就醫，目前只需兩位就可應付。

遠距關懷拉回病人的心

疫情下，雖然導致民眾就醫不方便，卻也意外催生遠距醫療的進展，開始普及到一般民眾生活裡，甚至去區域化。

以亞東醫院的遠距醫療服務範圍來看，除了所在地板橋地區民眾為服務最大宗外，也擴及到外縣市。遺憾的是，礙於規範，民眾做完視訊門診服務後，還是得親自來醫院過卡及領藥。雖然，亞東醫院特別設立門前繳費及門前藥局，讓民眾不必進入到醫院，直接在院外就可以過卡繳費及領藥，但這些都是未來遠距醫療有待突破的地方。

黃裔貽表示，疫情加速數位化腳步，未來遠距醫療在線上繳費及虛擬健保卡都有突破時，醫院的去區域化服務就會更廣，嘉惠更多民眾。

原本，醫病信任關係因疫情而被摧毀，「我們利用門診遠距醫療，其實是想維繫快要離開我們，或是不再來的病人。後來發現，醫病關係不是那麼容易被摧毀，民眾或許在短時間內對我們有疑慮，但是他對喜歡的醫院及醫師有依賴性。我們藉由遠距醫療，把快要遠離的關係拉回來。」黃裔貽說。

這次亞東醫院與集團相關企業遠傳電信合作遠距醫療，還有另外一個重要考量。雖然使用遠距工具的App五花八門，卻有資安疑慮。遠距醫療雖然方便，但必須以資安為最重要的考量，才去做各種功能的增加；遠傳在各項資料傳輸的安全性上，皆以高規格處理。

疫情嚴峻下，透過遠距醫療可以繼續守護病人；而邁入高齡化社會、少子化的台灣，未來長者愈來愈多，照護者卻愈來愈少，遠距醫療的角色就更重要了。未來可應用的層面，將隨著科技進展愈來愈廣泛，例如醫師只要透過病人的穿戴式裝置，用手錶測量血壓及脈搏，就可以在線上查看病人生理數據等，讓醫療服務，走到更遠的地方。

第二十四章

後勤搖身前鋒部隊：一日快閃快篩戰隊高效達標

受訪者：院長室林子玉醫務祕書、泌尿科吳維哲醫師、麻醉部黃穗怡護理師疫情升溫之後，新北市政府提出的三大防疫對策之一，就是設立社區篩檢站，透過快篩、PCR雙管齊下，找出潛在個案。

亞東醫院臨危受命，由麻醉部主任林子玉帶領來自各科別的百名醫護人員組成戶外快篩戰隊，以超高效率，在雙北執行快篩工作，不斷創下紀錄。從金山出現家庭群聚，快篩戰隊接到任務，一日就完成數百人次快篩，到後來，無論是新北果菜市場疫情暴發，或是台北環南市場出現群聚感染，這支戰鬥力超強的快篩戰隊，一日就能高效完成三千人次的快篩。

啟動戶外快篩站，阻隔病毒

這支由百位醫護人員組成的一日快篩戰隊，過去都是醫院的後勤單位，除了非專責科別的護理師及住院醫師外，還包括護理行政人員及醫事課等，近百名醫護人員從不熟悉快篩試劑的使用，到後來根本就像快打旋風，一再創新快篩紀錄。

領軍的林子玉醫師，同時也是院長室醫務祕書，他表示，疫情暴發後，亞東醫院除了因應新北市政府要求，在三重、新莊、五股等地成立社區快篩站之外，更於院感事件後，即快速整備人力與資源，成立戶外篩檢站，目的在於確保到院就醫的人都未染疫。

尤其，對於固定需要就診的慢性病人而言，例如洗腎患者，每週來醫院洗腎三天，分早中晚三班，總是二、三十床病人在一個密閉空間內洗腎長達數小時，容易發生群聚感染，於是決定先針對這類病人做篩檢。

五月二十二日，亞東醫院每日上午例行防疫會議決定後，五月二十四日就在院外正式啟動門診戶外篩檢站抗原快篩作業，針對洗腎病人及陪同家屬進行抗原快篩檢測。

「第一天就碰到陽性案例，我就奇怪，怎麼出現兩條線（快篩試劑）。」當時負責門診戶外篩檢站的泌尿科醫師吳維哲回憶。

他表示，疫情緊繃本來就讓大家壓力大，第一天上工一大早就碰上陽性，除了當下按照事情演練的SOP走之外，也因為一開始就碰上陽性，讓大家接下來都以更謹慎的態度做好防疫，「如果一直面對的都是陰性反應，螺絲就容易鬆掉。」

門診戶外篩檢站，首日就完成兩百五十四位病人及一百一十四位陪病家屬的檢測。

快篩戰隊出任務

有了這次成立戶外快篩站的經驗，從前置作業包括招募各科醫護人力、資訊系統整合，過程中不斷優化流程、降低人力及篩檢時間，六月十五日，媒體報導金山家庭群聚感染，門診戶外快篩站十五日即接到通知，立即前往金山，展開第一次任務。

由於這是第一次走出戶外，又是臨時任務，不僅離開醫院醫療體系，更跨越新北的另一側，吳維哲前往現場勘查及做好動線布置，並與當地區公所及衛生所進行溝通。他記憶猶新，當時衛生單位表示，當地居民對篩檢並不熱中，預計能有一百位來做快篩就不錯了。

「結果，隔天我們被人群淹沒，現場來了六百多位。」他說，或許是當時疫情導致民眾恐慌，希望透過快篩安定心情。

在金山連續兩天的快篩，第一天同樣也碰到陽性，在現場協助的麻醉科護理師黃穗怡回憶，為了迅速隔離確診者，又希望保障隱私，立刻將他帶到快篩站旁的小公園裡，再安排其坐上防疫小巴送往隔離場所。

兩天的金山快篩任務，總共完成一千多人的快篩檢測。雖然疲累，但黃穗怡說，當地居民中午會送來西瓜給醫護人員消暑，後續還寫感謝函，甚至在網路上發起排山倒海的留言感謝。任務完成後，民眾排成一排鼓掌，也讓她非常感動。

因為這次快篩任務效率極高，六月十八日一早，有安養中心暴發群聚感染，新北市衛生局再度委託亞東機動篩檢隊前往三個安養中心支援，分別是新店、板橋及五股。

黃穗怡表示，安養中心是密閉空間，確診機率大，大家心理壓力也大，為了快速有效率的完成快篩任務，同時避免跟裡面的人員長時間接觸，快篩戰隊在安養中心內有限的空間裡，負責採檢的人員只有三位，其餘分隔在不同區域協力合作，六月二十日順利完成三間安養中心的任務。

任務升級

疫情一波接一波，北農緊接著也暴發群聚感染，為防止疫情延燒，六月二十二日亞東機動篩檢隊立即進駐新北果菜市場，兵分二路協作三重果菜公司及板橋果菜公司的攤商快篩作業。這次，兩個場次分別篩檢人次達兩千一百八十一位，及一千四百四十五位攤商，創下單日快篩最高量三千六百二十六人次。

進行場勘時，收到的訊息是，兩個果菜市場的員工及攤商加起來是一千八百人，然而當天來的人數是兩倍！幾千人湧進果菜市場排隊，在大熱天中等待快篩，帶給現場醫護人員無比的壓力。除了好幾百人在同一區域群聚，容易造成感染；如果等候太久，天熱導致民眾積怨，也容易暴發衝突。

「我們碰到比較大的問題是掛號。」林子玉解釋，因為掛號時醫師必須要做比較詳細的問診，加上網路掛號還牽涉到資訊系統如何快速有效的同時辨識資料並蒐集上傳，拖慢進度。快篩戰隊趕緊開出多條掛號線，以舒緩人力。

短短一天內，就完成兩個市場達三千多人次的快篩，林子玉說：「做完之後，就知道我們有能力做三千人的大型快篩。」

果然，真正的考驗來了。台北環南市場也暴出群聚感染。由於亞東快篩戰隊效率高，六月二十八日下午就收到協助環南市場大規模PCR的任務，預計支援三天。

由前幾次大量普篩經驗得知，執行PCR篩檢的最大挑戰就是掛號，因此當天掛號處就設置大量工作人員，同時準備超過十台電腦備戰。快篩戰隊先請環南市場提供當天快篩名單，方便醫護人員先造冊，加快現場掛號速度。但出發前依舊未能拿到名冊，只能至現場一一新建病歷。

「環南市場第一場比較辛苦。」林子玉說，因為市場比較早開始做生意，很多人清晨五、六點就來了，初估約有七、八百人在排隊。吳維哲前一日場勘時，相關單位告知來快篩的人數可能零零散散，事實是，當天情況跟金山一樣，只是，這次湧入更大量的人潮，即使增加了電腦，仍然面臨系統速度追不上的問題。邱冠明立刻從醫院徵召緊急支援部隊到現場，讓一開頭順利上軌道，當天就完成兩千七百八十五人次的PCR檢驗量。

環南市場第一天快篩結束，就驗出四十一例陽性反應。黃穗怡回憶，得知有那麼多案例，大家更緊張了，「你會開始回想一整天所有裝備以及一切，是否有疏忽之處，有沒有可能碰觸到病人。」

也因此，所有參與環南市場的醫護人員全部提前做PCR，以確保安全（第一線人員原本就需定期篩檢），「那時候剛好跨六日，也就是週一才能進行採檢，所以週末我一直留意自己有沒有喉嚨痛，或是頭痛，心理壓力持續到PCR報告出來。」黃穗怡說。

哪裡有需要，就往哪裡去

七月五日，快篩戰隊再度收到指示，由於環南市場又暴發群聚感染，為了確認是否還有潛藏的感染者，七月八日再度針對環南市場工作人員共三千三百名，展開第二次大規模PCR篩檢。

這次快篩戰隊直接請環南市場自治會會長提供名冊，讓醫護人員提前造冊，因此第二場快篩活動變得十分有效率，甚至神速。林子玉說，第二場工作人員清晨五點四十五分開始工作，六點半時，現場等待的人幾乎已完成快篩，等於四十分鐘就做了四、五百個攤商，「速度快到他們排隊都跟不上我們的流程速度。」

換算下來，相較於環南市場第一場普篩活動，五分鐘只能做三十個快篩，第二場五分鐘就完成五十個，總計篩檢兩千四百二十二人次，檢出陽性個案四例（其中一個為舊案）。

亞東快篩戰隊的戰鬥力，因這兩次雙北果菜市場而一戰成名。更因為兩次跨區協助台北環南市場大量普篩，台北市長柯文哲於七月十三日，特地親臨亞東醫院致贈感謝狀。

擔任現場指揮官的吳維哲表示，這次機動篩檢任務的現場見聞，相信他日後，會有無數故事可以講給孩子聽。

他表示，過去他們主要的醫療行為，相對比較被動，主要是民眾前來醫院就醫；疫情暴發後，亞東醫護人員重新定位自己的角色與工作型態，化被動為主動，就像醫師及醫護曾經做出的宣言：「哪裡有苦難，哪裡有需要，就走出去。」社會使命使然，能在短期內完成任務，又能獲得社會正面肯定，讓他們覺得團結果然力量大。

這次的經驗給他最大的感想是：「疫情不會等我們，一次次的訓練讓我們做事愈來愈成熟，萬一疫情再起，更能因應挑戰。」

第二十五章

揪出黑數遠離社區感染：走入社區、企業快篩

受訪者：健康管理中心李愛先主任、邱彥霖副主任、徐永芳課長、
鄭美玲組長、邱妙君組長、張梅玉組長

除了亞東醫院的快篩機動部隊接受臨時任務，多次到新北市各區進行快篩行動外，為了因應中央流行疫情指揮中心決定廣設社區篩檢站，以利找出潛在個案，降低擴大感染風險，亞東醫院也決定走入社區，協助新北市政府成立社區快篩站。

肩負起本次任務的是亞東醫院健康管理中心的醫護人員。健康管理中心主任李愛先表示，原本負責健康檢查業務，疫情下也開始思考微轉型的服務，一方面暫停日常健檢服務，一方面全力配合醫院政策，承接社區篩檢及企業快篩的任務。在疫情嚴峻時，他們步出醫院，相繼在三重、中和、板橋設立社區抗原快篩站，提供快篩及PCR，同時接受企業委託，自六月十一日起至八月四日就完成了二十個場次，共七千五百八十九人的企業快篩任務。

當時三重正逢疫情熱區，單日確診案例創新高，因此第一個社區快篩站就設在三重。五月底，健管中心接獲任務後，立即動員社區健康發展中心及企劃室組成團隊，先到永和耕莘醫院觀摩已經成立的篩檢站，接下來逐步開始布建，從軟硬體的整合，到流程模式的執行，於六月四日正式在三重開站。

前進三重熱區

第一週，快篩站就檢驗出五位陽性反應，其中三位是家庭感染。健康管理中心組長鄭美玲回憶：「當時內心衝擊很大，因為一直暴發家庭群聚感染。」還好事前先演練，她立刻帶陽性反應者到空曠地區做疫調，同時安排防疫小巴載送他們返家隔離。

另有一天，竟檢驗出十八名陽性案例，現場醫護人員面對這麼多感染者，心理壓力極大。也因為必須進一步做疫調，大家都忙翻了。

支援現場的張梅玉組長回憶，當天更換了一家快篩試劑，才檢驗出這麼多陽性案例，因此趕緊進一步做PCR，結果都是陰性，工作人員火速打電話通報這十八個案例，請民眾放心。「有的民眾說肚子餓也不敢外出，我聽了滿心疼的。疫情搞得人心惶惶，醫護人員更要堅定心念，不能畏懼。」隔天，醫護人員更換試劑廠牌，就沒有再出現一次驗出十八例陽性反應的異常事件了。

李愛先表示，由於三重社區快篩站是唯一開立證明快篩陰性紙本的地方，導致有不少人特地跑來做採檢，包括北農的工作人員，就是為了出示紙本證明，才能進出市場繼續工作，導致一場紙本可能帶來的群聚感染危機。

鄭美玲說，紙本開立從第一天開出二十幾份，第二天四十幾份，第三天爆炸性成長到一百多份。為了防止造成群聚感染，進一步追究原因，才發現原來許多人不知道，這種公費採檢結果會上傳到健保快易通的健康存摺裡，採檢者只要出示健康存摺就好，不需要特別申請紙本。在經過現場醫護人員協助教導民眾如何使用健康存摺後，紙本危機就解除了。

社區快篩站還有一件事讓鄭美玲印象深刻。有一次，她打電話到染疫民眾家裡做疫調，對方表示，其母希望再到社區篩檢站做一次快篩。這個家庭的父親先染病去世，家人因匡列隔離，連最後一面都沒見到。也染疫的母親雖已接近痊癒，不需再篩檢，但她想做三餐給媳婦孫女吃，又怕自己還有傳播力，為求安心，所以想再來篩檢一次。

疫情下，被感染的家庭有許多不為人知的辛酸，站在第一線的醫護人員，默默承受著這些心情點滴。

馬不停蹄的企業快篩小組

疫情嚴峻期間，也有不少企業傳出員工確診，導致營業受到衝擊。依法規定，必須保證被匡列的員工採檢都陰性反應，才能恢復營業。也因此，五月三十日，中央流行疫情指揮中心公布企業抗原快篩執行原則，企業自費快篩須由醫事人員來執行，亞東醫院健康管理中心辦公室的電話就響個不停，企業紛紛來電詢問。

李愛先表示，企業快篩最大的挑戰，通常是來得又急又突發，需要快篩的人次也多，常常計畫趕不上變化。

身為現場指揮官的健管中心副主任邱彥霖說：「最強烈的感覺就是他們很急，一旦發現確診者，就希望馬上有人去做企業快篩。」

例如，端午節前夕，某家擁有一千多位員工的大型銀行，因兩位稽核人員確診，員工必須分流上班，希望健管中心趕緊派人去做快篩，好讓他們端午節後就能恢復上班；某百貨公司因為櫃姐確診，更是要求立即去做快篩。

為了因應企業突發性的急切要求，健管中心醫護人員簡直馬不停蹄的完成一場又一場的企業快篩。健管中心組長邱妙君表示，有一天在新北產業園區剛做完快篩，正收拾東西準備離去時，接到主管指示，下午三點要隨即趕到另一家企業去做快篩。「我們完全沒有名單，也沒看過場地，趕緊聯絡院內同仁提供下午要用的東西，所有人加班到晚上十點，隔天六點又出發去另一個企業做快篩。」因應瞬息萬變的人力需求，邱妙君跟留守在院的健管中心組長林學菁最傷腦筋的就是人力派遣，幾乎都是身先士卒。

此外，指揮中心剛公布企業快篩原則時，健管中心組成的企業快篩小組起初面對的困難，在於不知道由政府哪一個機關來主導。「疫情嚴重時，他們的窗口也常找不到人，或是說法前後不一致，基本上，有一段時間是我們在引導他們如何做。」邱彥霖說。

健管中心課長徐永芳回憶，企業對快篩的需求常常都是二十四小時不斷的電話洽詢，由於疫情瞬息萬變，主管機關考量也一直修正，光是企業快篩計畫書的說帖就改了十五次之多，加上各縣市對企業快篩的要求標準又不太一樣，幸好健管中心的小組成員已累積了豐富經驗，從場地如何規劃、必須設在戶外通風良好地方、人員不能交錯、必須分時段分流來接受採檢等，都有一套熟稔的流程。

從社區快篩站的設立，到企業快篩任務，邱彥霖的感想是，以前健管中心的主要業務是做健康檢查，頂多幫企業做健檢。但這段期間接到的任務都是突發性的，而且具有危險性，加上大家必須在酷熱的戶外做篩檢，非常辛苦。透過這次任務，不僅練就臨場的反應力，也在防疫上立了大功，讓他們很有成就感。

經過這次疫情考驗，健管中心在預防醫學領域上又向前跨了一大步，包括疫苗防護、抗體檢驗、疫情心理等，都是未來需要升級與優化的地方，等於又多了一項健康管理的使命，更提升健康管理中心全體人員向疫情學習「預防醫學健康管理新的領域」。

第二十六章

挺進低風險區勤抓漏：機動篩檢隊新北走透透

受訪者：社區健康發展中心王嘉康主任、許舒婷管理師亞東醫院在三重設立的社區快篩站成效斐然，新北市衛生局持續與亞東醫院合作。除了在新北市熱區設立社區快篩站外，為了有效控制疫情，不讓弱勢族群成為防疫破口，由亞東醫院社區健康發展中心組成的「巡迴機動篩檢隊」，六月十日正式啟用，利用篩檢車，巡迴服務新北市各地區包括偏鄉，也可立即停在當地，成立篩檢站，民眾不需任何理由，就能利用篩檢車進行篩檢，以落實防疫工作。

相較於疫情熱區，為什麼冷區也需要做快篩？

社區健康發展中心主任王嘉康指出，以第一個任務地點樹林來說，通常都是從熱區受到感染，返回樹林家中的民眾，由於找不到傳染鏈，需要在樹林設立快篩站來抓出無症狀感染者，免得擴大感染。

為了增加機動與方便性，王嘉康將平日深入社區做子宮頸抹片篩檢的小巴，改裝為機動篩檢車，專門巡迴新北各地區包括偏鄉，進行即時的快篩行動。

「這輛車可以上傳資料、進行篩檢，只要把需要的東西放在車上開出去，就可以到處走、深入社區。」王嘉康解釋。

帶著五G發射器走透新北

機動篩檢隊第一站在樹林進行六天的快篩行動，共篩檢一千四百七十九人次，「新北衛生局覺得我們可以這麼機動，後來包括八里、泰山、鶯歌、深坑等不是熱區的地方，也希望我們去抓出社區感染源及零星確診者，社區也比較安全。」王嘉康說。

機動篩檢車不辱使命，在短短一個月內巡迴完成六個區共七站的篩檢服務，大多位於偏遠地區，總共篩檢近一萬人次，抓到五個快篩陽性反應，及兩個PCR檢測陽性，守住了防疫的最後一線。

不過，無論是設立社區快篩站或是巡迴篩檢車，與設立疫苗站最大的不同是，疫苗站很受民眾歡迎，大家恨不得疫苗站就設在家旁邊，方便過去施打疫苗，但篩檢站在進行場勘時，民眾看到就會跑來制止，也常受到白眼相待。

對醫護人員來說，篩檢站設在人多、交通方便的地方比較好，可以採檢到比較多的人。但在各方阻力下，最後總不得不到偏僻的地點或是暫時關閉的活動中心來進行採檢。不但需要當地區公所先整理場地，醫護人員也須重新布置現場，而且這些地方通常網路訊號不穩，有的甚至連網路也沒有。幸好，相關係企業遠傳電信免費提供五G發射器，讓他們可以帶著走，網路訊號非常強，網速又快，能即時上傳採檢報告給醫院及相關單位。

靠著過去戶外快篩站的經驗，與帶著走的發射器，機動篩檢隊照樣在偏遠地區一日完成四、五百人次快篩作業。

機動篩檢車曾遭人冷眼相待，但也有人熱情提供協助。中和南山放生寺主動協助現場動線及布置，更找來冷氣讓工作人員有較舒適的環境，中午還提供美味的齋飯及水果慰勞醫護人員，成為工作人員口中「最有人情味的一站」，最後住持還將整個篩檢過程拍成影片，新北市市長侯友宜也親自感謝。

篩檢隊負責人許舒婷管理師說，有不少善心人士定期提供物資給醫護人員，最後一站又來到樹林市場時，自治會的會長立刻跳出來說：「你們這幾天的便當我包了。」讓大家很感動。

防堵零星確診者

王嘉康說，機動篩檢隊每五到七天就會換下一站，記憶最深刻的是，深坑老街旁一個久未使用的市民活動中心，草長有半人高；但因為靠近熱鬧老街，能吸引較多民眾來篩檢。亞東社區健康發展中心人員事前場勘，請區公所的人協助除草整地，在這個活動中心裡，三天就採檢達一千七百多人次。

七站，共篩檢了九千多人次，王嘉康說，這次家醫科的林致堅醫師是大功臣，大多由他一人負責採檢工作，成為全院做篩檢次數最多的醫師。「一天只有中午吃飯時才能脫下隔離衣，其餘時間必須不斷去做採檢，無法休息。」

雖然辛苦，但參與的醫護人員都表示，只要抓到零星確診者就很開心，覺得很有意義。這些醫護人員不但清晨就出發前往目的地進行篩檢，下午四點結束快篩後，還要回醫院整理資料，把現場的醫療垃圾帶回院內處理，並準備隔天快篩需要的物品，直到晚上八、九點才能回家。

這次疫情高峰正逢盛夏，從五月下旬開始，亞東醫院從社區健康發展中心、健康管理中心、企劃處及各科醫護及行政人員，為了防堵疫情擴散，臨危受命，針對不同地區的疫情狀況，隨機應變，隨時待命，組成各種高效篩檢團隊；從一日快閃快篩戰隊、機動篩檢巡迴車，到深入社區成立快篩站，前進各大企業，進行快篩活動。

他們在酷熱的戶外，憑著一腔熱血，走在疫情第一線，身上的隔離衣讓他們汗如雨下，但濕了再換就好。能夠防堵疫情成功，讓確診者數量下降，大家都與有榮焉。

王嘉康說：「以後我都知道要去哪裡開篩檢站，不用長官指示。新北我們都跑一半了，一個月篩檢了快一萬人。」許多醫護人員在這一個月的工作業務量，幾乎等同於過去一整年的量，但王嘉康笑著說：「很多人都跟我喊累，但沒有人離職。」

第二十七章

資訊應援團化繁為簡：量身打造友善抗疫系統

受訪者：資訊處楊基譽主任、林秀桂副主任

這次亞東醫院之所以可以在疫情高峰時，協助新北市政府完成許多不可能的任務，幕後有一個非常重要的團隊——亞東醫院資訊處三十五位ＩＴ工作人員。

疫情升溫後，亞東醫院成立社區快篩站、承接加強版集中檢疫所、組成一日快篩快打戰隊、機動篩檢車巡迴偏遠地區進行快篩、遠距醫療，到完成雙北果菜市場及環南市場的千人快篩及萬人疫苗施打等抗疫行動。這些高效團隊的背後，有一個堅強的後盾，隨時因應各團隊需求，快速整合醫院醫療系統，並發展出新的系統，讓醫護人員無論到任何地方進行外展服務，都能藉由便捷的醫療系統，快速完成使命。

資訊處這次在整個亞東醫院，乃至於雙北防疫過程中，扮演無所不在的角色。從醫院防疫系統快速篩檢進出醫院的病人及陪病家屬是否染疫；建立篩檢系統，讓醫護人員在外站採檢時，隨時上傳大量資料與醫院系統連線，迅速獲得採檢結果，找出確診者；建立疫苗系統，讓排隊民眾不塞車，迅速施打完成；所有的檢核系統，都需要資訊人員量身定做。

滴水不漏的安全把關

心臟科醫師暨資訊處主任楊基譽表示，整個醫療系統的作業模式，都因為這次疫情大幅度改變。過去資訊處比較像是後勤單位，各單位有需求開單，資訊處才前往協助。在這次疫情下，資訊處搖身變成前鋒部隊，醫療人員要進行任何行動之前，資訊處必須一開始就介入，協助做安全把關的措施。

以亞東醫院本身的防疫系統建置上，資訊處副主任林秀桂指出，這次院內感染事件的教訓是，醫院的防疫系統必須做到滴水不漏，才能保護病人及醫護人員。

但如何做到滴水不漏？

首先，資訊處把往來醫院的人分為前端門口與後端。在前端門口處，凡是進入醫院的人，透過健保卡刷卡及實名制，或是事先上網填寫基本資料，再根據核發的快速通關密碼 QR Code 掃描進入，院方可以立刻判別此人是否發燒、注記正居家隔離，或是快篩陽性反應，成為第一道防線。

其次，病人進入醫院後，從各診間、藥局、檢查室到手術房等所有醫療單位被稱為後端，病人進入時必須再做一次實名制及刷卡動作，以二次檢驗他在門口前端是否已刷過卡，是否在時效內做了實名制；如果在院內待超過十五分鐘以上，也必須重新再檢測一次，「病人在醫院的軌跡我們都知道。」林秀桂說。

而在終端的醫護人員也可以根據病人的刷卡或是手機掃描動作，在電腦上立刻顯示出此人是否做過篩檢，檢驗值是多少，是否打過疫苗，讓醫護人員更放心。就連來往的廠商從進入門口到抵達送貨的這條路徑，可能接觸到的各單位，也在醫院的防疫系統下。

為使用者量身訂製的系統

另外，針對亞東醫院疫情期間的外展服務，資訊處也建立了相當快捷方便又高效的篩檢系統及疫苗系統。

以疫苗系統來說，醫護人員離開醫院完備系統，要在戶外陌生場域迅速完成多人施打，還得同時檢核來施打疫苗的人是否是第一劑？打的是ＡＺ，還是莫德納？第二劑是否混打？兩劑之間又間隔多久？這些檢核都需要靠資訊系統來完成。資訊處的任務，就是整合醫院醫療系統，架接新的系統，讓現場醫護人員操作簡易方便，但後端卻有一個嚴謹的檢核機制協助查核。

林秀桂指出，這個疫苗系統原本存在醫院內，為了方便醫護人員做外展服務，資訊處進行模組化，讓工作人員外出時，只要做簡單設定就可以操作。甚至，唐鳳政委所設計的疫苗預約系統出來時，資訊處也可以跟政府系統架接。而隨著疫苗施打規定，年齡層不斷更動，亞東的疫苗系統也能不斷滾動式改變，跟上需求。

至於篩檢系統在設計上則是讓它更簡化，具有便利性、報告輸入的方便性，以及獲得醫院資訊的即時性。透過一條龍式的串接，讓醫護人員只靠一個筆電，在外面也能架接系統，進行普篩；從社區快篩站、企業快篩，甚至跨河到台北環南市場進行一日千人普篩，「我們花了無數心血建置出來，當天採檢後，不到四個小時結果就出來了。」林秀桂不無驕傲的說。

楊基譽說：「我們在寫程式之前，會先設想使用者處在怎樣的工作環境，要為他們去做考量，跳脫原來在醫院的環境。大家不是坐在那裡慢慢執行，而是要趕緊變通。」

篩檢系統除了能串接亞東醫院醫療系統，也能在快篩五分鐘內把採檢結果上傳到疾管局的健保快易通內的健康存摺，並發送簡訊給接受採檢的民眾，讓民眾馬上收到，甚至攤商還能將它做為進出果菜市場的通行證。

無所不在的資訊處

資訊處針對疫情下的遠距醫療，也設計出相當便利的視訊系統，包括隔離中的病人，能透過視訊與家人及醫護人員溝通；亞東醫院承接板橋及三重兩所集中檢疫所任務時，資訊處也在短短兩天內就架設好雲端病房，將檢疫所當作虛的護理站，甚至在裡面開設虛擬病房，讓被隔離的病人可以根據房號，在雲端開設病房及建立病歷，讓檢疫所醫護人員透過雲端病房，隨時掌握病人狀況。

「醫護人員在哪裡，資訊系統就跟著去。沒有這套資訊系統，他們無從得知面對的民眾是否是安全的。」林秀桂說，也因此，醫護人員每開一個快篩站及疫苗站，資訊處工作人員就必須準備外站需要的電腦，架接網路，並派員到現場查看運作是否順利。

經歷這場抗疫大作戰，楊基譽表示，他們已經將系統模組化及元件化，未來無論面對任何新的需求，都可以隨時設計出新系統。甚至，因為亞東的資訊系統在疫情中將資料整合的效率發揮得淋漓盡致，引起注意，不少人詢問是否可以購買這套程式。「我們的態度是，如果有需要，我們可以協助建置。」他說。

對資訊處而言，這次能夠站在最前線，與大家一起作戰，楊基譽說，這種參與感及榮譽感，讓資訊處有了轉變。以往習慣等著別人來告訴他們做什麼，現在會主動了解醫護人員還需要什麼，甚至構思醫院沒考慮到的，像是將醫院打卡制度結合量體溫，讓大家在掃描量體溫時，自動完成打卡功能。

楊基譽重新定位資訊處的功能，他說：「資訊處是幫大家圓夢的單位，把很多人很好的想法，變成好的系統。」

林秀桂補充說：「當他們有夢時，我們要幫他們築夢，沒有夢的時候，我們更要設法把它做出來。」

第二十八章

廣受歡迎的疫苗站：快打部隊拚出疫苗覆蓋率

受訪者：家醫科陳志道主任、翁資閔醫師、祕書處林靜梅主任、藥學部吳福森副主任、護理部陳麗珍副主任、門診護理站方美玲護理長、闕詩芹副護理長、社區健康發展中心王嘉康主任、陳佳妤管理師疫情升溫以來，民眾最關心的問題，除了每日確診人數的升降外，疫苗，一直是大家最重視的議題。

什麼時候可以打疫苗？哪些人有資格打？到哪裡打？接種後有哪些副作用？有沒有危險？六月疫苗大規模施打以來，亞東醫院醫護人員每天不厭其煩回應民眾與疫苗相關的問題。

疫情尚未升溫前，政府於三月二十二日進行首波疫苗施打時，亞東醫院也開始為第一波醫護人員接種。然而媒體對疫苗副作用的報導，導致第一線醫護人員也多有疑慮，施打率不高。唯獨家醫科醫護人員報名踴躍，接種率達百分之百。

宇美町式貼心打法

家醫科醫師翁資閔表示，家醫科對疫苗非常熟悉，就預防醫學角度來看，疫苗還是最終增強保護力的方法，所以施打意願高。加上平常家醫科就負責民眾的疫苗施打，例如流感疫苗及ＨＰＶ疫苗，經驗豐富。她指出：「國外疫情猛烈時，很多人研發疫苗，我們就知道大規模疫苗是最終解方。」

第一波醫護ＡＺ疫苗開放施打時，國內外的經驗都不多，她也一度擔心年輕女性的血栓副作用。但觀察了兩、三週，似乎安全無虞，也問了身邊的老師為何決定施打，「老師只回我一句『社會責任』。其實身為醫師本身就有示範作用，如果我們評估ＯＫ、實證醫學也給了足夠的安全性與有效性證據，便應該以身作則。」

疫情升溫後，第一線醫護人員踴躍接種疫苗，護理部副主任陳麗珍表示：「這時大家只想趕快有保護力，比較不會去想副作用。」

六月十五日，疫苗在大眾引領企盼下，終於開始第一波針對八十五歲以上高齡者施打，亞東醫院首次實施大規模接種作業，幸虧由資訊處開發出一條龍的疫苗注射系統，從現場掛號、醫師診斷、接種紀錄及批次上傳疾管署，都能一氣呵成在系統完成；更採用日本福岡縣的「宇美町式」打法，讓民眾從報到到注射完畢，僅需五分鐘。

能在這麼短時間內高效完成疫苗接種，翁資閔首先歸功醫院資訊處開發出的疫苗注射系統。她表示，疫情暴發前，民眾自費來醫院施打疫苗，都是透過門診系統安排，若達上百位民眾來施打，系統就會跑很慢，讓民眾耗時等待。有鑑於此，資訊處改良系統，醫護人員在民眾報到時，只要插入健保卡，就能自動帶入基本資料，民眾屬於哪一類施打範圍、第一劑是否打了、能不能混打，都一目了然，醫師可以直接點閱與問診。

有了便捷的疫苗系統，動線安排也很重要。負責安排院內新冠疫苗施打動線的祕書處主任林靜梅表示，院內接到大型疫苗接種業務時，光是動線就調整了三次。第一次安排的動線，原本是醫師第一關，護理師第二關，第三關是休息區。經邱冠明提醒，由於第一波施打對象是八十五歲以上長者，不妨參考日本流行的「宇美町式」打法，林靜梅立刻更改動線。

所謂的「宇美町式」打法，就是讓民眾坐成一排不動，由醫師推著行動護理車問診，問診完接著由護理人員施針，然後再往下一位移動，年長者就不必站起又坐下，傷筋動骨。

不過，這種適用於長者的動線安排比較占空間，碰到大規模接種時，就會大排長龍。隨著施打年齡層降低，輪到行動較自如的七十歲長者時，林靜梅第三次調整動線，讓民眾排隊，依序到掛號區、注射區及停等區完成施打流程。

「從掛號到打完疫苗不用五分鐘，加上打完後休息十五分鐘，二十分鐘就可以離開。」她說，順暢的疫苗施打流程頗受民眾肯定，而這都得歸功於資訊處開發的疫苗系統！

廣受歡迎的社區疫苗站

亞東醫院除在院內施打疫苗外，更擴及外站服務，陸續承接新北市中和區、板橋區、五股區等五個社區的固定施打疫苗站，以及依專案需求至外展單位提供疫苗注射服務，例如家樂福的第一線收銀人員、中央銀行及果菜市場等。

社區健康中心主任王嘉康負責中和區三個疫苗接種站，包括中正堂、秀山國小及南山中學，他同時負責機動篩檢車巡迴偏遠地區進行快篩行動。他表示，快篩站因為要找出潛在被感染者，在各地設站時，飽受民眾抗議。疫苗站則是民眾引領企盼的，設站相對容易，也廣受歡迎。

不過，民眾對疫苗的類型，以及不同施打年齡層在現場的反應，醫護人員依然嚴陣以待。由於疫苗第一波施打對象是八十五歲以上的長者，有些人甚至是被抬進來的，醫護人員生怕長者出意外，都很緊張。

陳麗珍表示，當時媒體報導有高齡者因施打疫苗死亡，導致恐慌。為了鼓勵高齡者施打疫苗，有些里長特地叮嚀大家要打右手，不要打左手，因為左手比較靠近心臟，容易出狀況。結果很多長者紛紛要求打右手。

「我們慣用右手，就會幫民眾打左手，但是長者要求打右手，我們只好照辦，真的很可愛，也叮囑他們回去多喝水多休息。」她笑著說。一些貼心的里長還會叮嚀獨居長者回去不要洗澡，免得發生頭暈跌倒的意外。

千奇百怪的施打狀況

隨著施打年齡下降，王嘉康表示，六十五歲的民眾來施打之前，都會詢問醫師許多問題，像是吃高血壓藥是否可以打疫苗，也會帶一堆平常服用的藥袋，現場請醫師檢查是否與接種有衝突。

擁有豐富施打流感疫苗經驗的社區健康發展中心管理師陳佳妤表示，一開始打的是AZ疫苗，如果媒體報導出現不良反應，接種的人就會銳減，大家都在等莫德納；王嘉康也說，本來八十五歲長者施打率達七成，媒體一報導副作用，馬上跌到三成。

陳麗珍回憶，有一位六十幾歲民眾透過政府疫苗預約平台登記到AZ疫苗，到了現場卻頻頻抱怨自己有糖尿病及慢性疾病，為什麼不能改打莫德納？醫護人員請他好好考慮，沒人強迫他打AZ疫苗，「最後他還是決定接種，我們真的花滿多時間去安撫他。」

王嘉康說，碰到施打莫德納疫苗時，報到率就會達九成以上，且大排長龍，如果等太久，民眾就開始抱怨。所以他隨時調派手上三個社區疫苗接種站互相支援，如果其中一站塞車，就趕緊調派另一站的醫師去協助。

真正讓現場醫護人員覺得比較辛苦的，還是「對針」部分。王嘉康解釋，民眾必須先簽同意書才能施打，等於一張同意書對一支針。有一次疫苗接種完畢後，一千支疫苗卻少了一張同意書；施針與同意書的數目對不上，案子就無法了結。

為了找這張失落的同意書，忙了一天的護理人員從掛號系統的源頭去比對，晚上十點半才找到。原來是一位民眾來現場掛號，經醫師問診確定可以施打，結果沒打針就帶著同意書回家了。同樣情況後來又發生一次，這次晚上八點才找到。

事後，王嘉康決定採分流方式，疫苗施打現場每兩百個病人結算同意書一次，若數目不對，當下就打電話給帶走同意書的民眾，直接派人到他家去取。

這次疫苗施打作業，由藥學部負責協助院內及外站的疫苗管理，包括受大家矚目的疫苗殘劑，也是由藥師來負責。藥學部副主任吳福森表示，殘劑大家都想搶，在管理上也相當不易。王嘉康說，因為疫苗施打對象有年齡規定，剛開始藥師只能將殘劑丟到垃圾桶。經媒體揭露後，才開放民眾施打。亞東醫院採用網路預約方式來分配殘劑，「亞東一天打四千劑疫苗，殘劑才三支，卻有上百人預約；一個中和疫苗站也才三到五支，排隊民眾也有三十多人。」他說。

後來他跟中和區的里長溝通，決定把中和區疫苗站的殘劑留給高齡者施打，請里長幫忙尋找符合資格的人來排隊，「例如這次疫苗施打對象是七十歲以上，我們就開放六十八歲以上的長者當天來登記。」這麼做的用意，也是在阻隔民眾大排長龍導致可能的群聚感染。

疫苗快打部隊深入熱區

除了社區疫苗站外，亞東醫院也組成疫苗快打部隊，分別到感染熱區如板橋果菜市場、高風險地區如大型民生賣場，以及易散播地方如收容遊民的安心旅館做疫苗接種服務，一個時段便可以完成兩百五十名接種。

家醫科主任陳志道表示，針對群聚感染暴發的熱區，亞東醫院的快篩戰隊先行前往採檢，疫苗快打部隊接續進駐，替採檢陰性的人員施打疫苗。板橋果菜市場即是一例，一上午迅速完成數百人接種。

門診護理站護理長方美玲說，接到幫街友施打疫苗的任務時，其實有點擔心。刻板印象中總覺得他們比較髒亂，實際來到安心旅館，才發現是自己的成見。一百多位街友不僅井然有序接受疫苗施打，旅館住宿環境也相當乾淨整齊。

這次本土疫情暴發，處在第一線的護理人員為了因應快篩及疫苗接種服務的需求，不僅工作量大增，很多人在結束一天的工作後，連家都不敢回，只能暫住院方安排的旅館裡，免得感染給家人。碰到大熱天長時間穿著隔離衣工作，還得處理民眾的各式抱怨，更是壓力倍增。

副護理長闕詩芹表示：「工作時間變長，確實會疲乏、情緒低落，這時團隊就會互相加油打氣。外界捐贈呼吸器及防疫物資，這都讓護理人員感到溫馨，才能繼續支撐到現在。」

陳麗珍說：「從事護理工作以來，從未想過會碰到這樣的疫情，跟在護理學校教的完全不一樣，每天都在做滾動式改變，隨時得跟上政府與醫院措施。這次對抗疫情，真的是靠大家團結的力量，才能撐過來。」

疫情期間，家醫科醫師是民眾最佳醫療諮詢對象，協助疫苗建議評估。民眾也因此對預防醫學更加重視，施打疫苗、無症狀快篩的意願都增加了。希望藉此機會，推廣民眾重視慢性病與癌症篩檢，更積極參與預防保健相關服務。他們真心誠意的說：「亞東家醫科是所有民眾的家醫，我們都在。」

第二十九章

居家關懷弱勢需求：在宅疫苗溫暖長照家庭

受訪者：護理部黃明喜督導、居家劉玉玲副護理長亞東醫院這次因應疫情所提供的外展服務，還包括行動不便，無法出門接受疫苗施打的長照家庭。

家醫科主任陳志道表示，有些長照家庭的長者即使符合疫苗施打年齡，卻因行動不便，無法外出，因此向新北市衛生局提出想幫長照家庭做在宅施打疫苗的服務。正好衛生局也在關注這一弱勢族群需求，因此決定從六月二十一日，開放首劑在宅疫苗施打服務。

護理部督導黃明喜表示，疫情對長照家庭是不可承受之重。長照家庭需要醫護人員定期訪視，協助身體照護與更換鼻胃管、導尿管等管路照顧與護理衛教指導，但疫情暴發後，又怕醫護人員到府感染給病人。如何協助家中病人並做好防護措施，成為長照家庭最大的壓力。

全程防護，讓家屬安心

疫情剛暴發時，亞東居家護理團隊要到長照家庭做定期的居家訪視，家屬對醫護人員的防範極高，曾經有社區大樓的住民要求護理人員進入社區後，不能碰觸任何按鍵；走進長照家庭，一進門迎面而來就是家屬對著醫護人員猛噴酒精，甚至不准他們到家裡更換管路與照護病人。

居家副護理長劉玉玲說，這些長照家庭很在乎醫護人員的防護裝備，即使照顧者不在，只有外籍看護在病人身旁，也會要求看護拿手機拍攝醫護人員進門到離開的過程點滴，是否全程徹底防護。

「護理師受到很大衝擊，但大家都是抱著護理熱忱與使命感來照顧長照家庭，也能了解疫情下民眾的恐懼。」黃明喜說。

其實，疫情開啟時，居家醫護團隊就積極一連串應變措施，除了加強衛教外，家訪前，一定會先做審慎評估，包括個案與同住照顧家人的TOCC篩檢，也會協助居家個案參與視訊診療，透過醫師視訊問診或電話問診，幫助藥物調整與領取，避免斷藥。

在宅疫苗開始進行後，亞東醫護人員也會根據區公所及衛生所提供的個案名單，事先做好交通動線、疫苗時效及觀察時間的安排擬定，然後在疫苗六小時的時效下，完成在宅的疫苗施打。

黃明喜說，醫療人員出發前還會再電訪評估一次，因為曾有案例在醫療人員抵達後忽然發燒而無法施打。他們趕緊在時效內將疫苗送回醫院，以免浪費疫苗。

如果評估後確定個案穩定，醫護人員會搭計程車前往，到個案家門口才開始著裝整套乾淨的隔離衣、髮帽、鞋套、手套、外科口罩、N95、面罩等防護裝備後，進門做護理照護工作。訪視五個長照家庭，就攜帶五套防護裝備。她解釋，在個案家門口才開始著裝還有一個考量，「如果穿隔離衣在社區走動，怕會嚇壞民眾。」而且：「這樣的防護過程，家屬對我們防疫作為有高度肯定。」

讓醫護人員倍感壓力的是，在宅疫苗施打，如果病人發生嚴重不良反應怎麼辦？為此，他們特地與家庭醫學科醫師、藥學部藥師共同討論，並參考衛生福利部二〇二一年公告COVID-19疫苗接種相關指引與處置建議，如何針對疫苗過敏不良反應做立即處理、藥物準備與相關措施執行，並模擬演練做好完整準備。幸好到目前為止，並無任何不良反應。

一日護理師，終身護理師

劉玉玲表示，疫情期間，醫護人員之於長照家庭，其實是扮演醫院及社區中間照護的橋梁。尤其，隨著台灣進入高齡化社會，加上少子化影響，長照家庭個案有明顯增加趨勢，「面對長照家庭愈來愈多，我們醫護角色必須要趕快轉換，因為家屬所有醫療知識來自於我們。」換言之，過去，居家護理師面對的疾病是慢性疾病的衛教，現在面對的是新興疾病的衛教挑戰。

另一個隱憂是，許多長照家庭都是聘請外籍照護者，在疫情剛暴發時，因為不符合疫苗施打資格，容易造成長照家庭的防疫缺口。醫護人員一方面叮囑長照家屬，告知外籍照護者放假時暫時避免外出及群聚，免得返家感染給病人；一方面也會在現場為照護者做衛教指導，免得他們因語言隔閡，看不懂防疫文字宣導。

黃明喜說，疫情一開始是長照家庭擔心醫護人員造成感染，現在反過來，變成醫護人員擔心社區還有隱藏黑數沒有通報，導致醫護人員誤觸。但居家護理師秉持著使命感堅定的說：「一日護理師，終身護理師。」

在這場戰役中，不只前線醫護人員，社區健康發展中心主任王嘉康指出，客服專線的人也非常辛苦。從疫情前，兩位護理人員平均每月接兩千通電話，提供民眾各種醫療諮詢服務；疫情暴發後，變成一個月達八千通的電話量，負荷極大。

不過，這次疫情在預防醫學上有很大的進展。陳志道表示，以前家醫科在推動癌症等各項篩檢時很辛苦，因為民眾覺得沒有必要事先預防。但這次因應疫情所舉辦的快篩及疫苗接種，讓民眾很有感，不僅民眾學習了保持社交距離、勤洗手及戴口罩等非藥學性的防護措施，也對預防接種疫苗的接受度大為提高。

「當民眾防護素養提升時，我們疫情降下來的速度甚至比其他國家快。下一個階段是疫苗覆蓋率，覆蓋率愈高，就愈有解除疫情的本錢。」陳志道說。

亞東為你負重前行

亞東醫院五月十四日院感事件暴發後，經媒體報導，曾讓醫護人員士氣受到打擊。但是亞東醫院選擇積極正面處理院感事件，同時主動配合新北市各項防疫政策，用最高效的速度與行動，在這場疫情當中，為新北市民守住抗疫最後一道防線。

這其中，領導者堅定的態度非常重要。王嘉康說，亞東醫院之所以快速完成各項防疫任務，都是應變小組指揮官邱冠明積極鼓吹及推動，才有如此超高效率的成果。

「他每天都會問我：『你的篩檢站幾天才會好？疫苗站打了多少？』甚至上次開會跟他報告的篩檢人數，他都記得非常清楚，並詢問新的進度。」

亞東醫院自去年疫情開始以來，每天早上都由邱冠明親自主持兩小時的防疫會議；院感事件暴發後，原本參與開會的主管從三十位增加到兩百三十位一起開線上會議，每個人都會報告，但邱冠明可以記住所有數據，並深入了解每個人正在做的事。每開一個新的篩檢站，一定到現場了解情況，鼓勵醫護人員。

有認真的領導者，自然就會帶動各部門主管主動積極去達成各項使命，這是亞東醫院許多醫護人員的感想，也因此亞東在這次抗疫戰中，能夠負重而行，走出一套獨特的亞東模式，完成許多不可能的任務。

附錄

亞東醫院新冠疫情戰記

2020年

01.23

武漢封城

中國宣布武漢「封城」

01.31

召開應變會議

亞東醫院召開「新型冠狀病毒（武漢肺炎）HICS應變會議」

02.11

加入SARS-CoV-2核酸檢測團隊

因應可能有大量檢體檢驗需求，亞東醫院主動向疾病管制署請益加入SARS-CoV-2核酸檢測團隊，通過成為全台首波新設「嚴重特殊傳染性肺炎通報個案之指定檢驗機構」之五家機構其一

2021 年

02.27

一級開設

中央流行疫情指揮中心從二級開設提升到一級開設

03.03

應變小組會議啟動

亞東醫院「新冠病毒（COVID-19）應變小組」會議啟動

03.19

收治量能

內科加護病房5F2改建完工為十床微負壓專責加護病房

03.22

AZ疫苗開打

林芳郁院長帶領五十多位亞東醫護人員施打AZ疫苗

04.21

自費疫苗開打

新冠肺炎自費疫苗開打，民眾預約踴躍。行政院政委唐鳳來院接種後，在臉書分享身體狀況，並感謝醫院同仁的照顧

05.13

疫情升溫

針對居住萬華地區的病人全面進行COVID-19就地採檢

05.14

院內感染事件

・8D住院病人經家人通報，就醫前曾與萬華茶藝館人員有過接觸，經採檢確診，立即轉負壓隔離病房

・啟動住院降載作業，五月十六日前住院只出不進，住院病床僅保留給急診及重大手術用，常規手術全面暫緩

・自行匡列接觸確診個案的醫護人員，首輪PCR採檢均為陰性

・向指揮中心、新北市衛生局及遠東集團通報確診事件，衛生局將此事件定調為「院內感染事件」

院內員工疫苗接種率躍升，達群體免疫

五月十四至十八日，2,670 位員工完成第一劑疫苗接種，正職員工全院第一劑疫苗施打率由 27.4% 提升至 84.9%

收治量能

原8B負壓隔離病房改為專責病房，可收治十九床確診病人

05.15

收治量能

・專責病房：衛生局要求增設一人一室專責病房，以收治其他確診病人，專責病房由五月十四日十九床，至十五日增加為三十五床

・專責加護病房：內科加護病房預留五床，收治可能的重症病患

醫療量能降載

・住院：8B病房醫護照護人力嚴重不足，關閉13G（四十六床）支應照護人力

・門診：居家隔離中的主治醫師門診預約全面關閉，安排代診

05.16

確診個案增加

・住院病人篩檢確診個案數由五月十四日一名，至十五日增加為五名，受影響護理站增加為兩個（8D及6B）

・指揮中心要求營運降載：停止或延後非必要之門診、住院、手術、治療

人員匡列

・居家隔離六十位院內人員，匡列之醫護人員隔離期由原預計三至七天增加為七至十四天

・已施打疫苗滿十四天者居家隔離七天，未施打疫苗或近期接種者居家隔離十四天

05.
17

醫療量能降載

關閉12G（四十八床）支應8B院感病房臨床照護人力

全面門禁管制

恢復二〇二〇年疫情最高峰期間措施，包括：封閉捷運連通道、暫停現場掛號、啟動線上以及入口外掛號協助措施、慢性病連續處方箋與美沙冬戶外領藥櫃台等

重新整備醫療量能

- 重新盤點全院醫護人力與鋪排，即日啟動各科主治醫師、住院醫師、專科護理師支援急診、內科病房照護作業
- 緊急採購PCR機台，提升採檢量能
- 7B病房改設為專責病房，提高收治量能

暫緩自費接種預約

疫情急遽升溫，依中央流行疫情指揮中心指示，COVID-19疫苗將暫以醫療人員為第一施打順位，簡訊通知3,456位預約民眾全面「暫緩自費接種預約」

確診個案死亡

住院病人確診個案增加為九名，其中一名轉入負壓隔離病房後五月十七日死亡，通報指揮中心

人員匡列

匡列採檢之員工總計一百七十五位，初步篩檢皆為陰性，五月十七日進行第二次採檢

向媒體說明院感事件

身處雙北熱區的亞東醫院沒有封院，持續配合市府衛生局安置及擴大專責病房，承擔重症或需隔離的病人

環境清消

院感病房（8D與6B）進行環境清消；急診室內進行全面清消與環境採檢，五十項採檢結果皆為陰性

醫療量能降載

- 門診降載，預計五月十九日起關閉夜診，預留醫護人力執行臨床照護作業；暫緩醫美、健檢等非必要醫療

・住院病人只出不進，僅收治由急診進入的急重症病患；急診病患住院前均需進行PCR篩檢，並對住院病人擴大篩檢

05.18

醫護人員確診

五月十八日凌晨，兩名照護確診病人之護理師第二次採檢轉為陽性，確診人數累計十一名

人員匡列

經疾管署確定，匡列採檢院內人員總計一百零七位（隨事件每日微調），四十九位需居家隔離十四天，計五月十九日進行第三次採檢

醫療量能降載

夜診人次減少51%，提早自五月十八日起關閉夜診

05.19

確診個案增加

・新增三名原8D病人陪病者確診，院感事件確診者達十四名

・全院收治二十六位確診病人

05.20

收治量能

・專責病房：7D病房改設為專責病房
・專責加護病房：清空十床重症加護預作重症病人收治

陪病者普篩

啟動住院病人及陪病家屬普篩作業，減少防疫漏洞

血清抗體篩檢

高風險單位人員抗體檢測作業，讓協助照護確診個案的醫護人員可以安心回家

確診個案增加

・新增一名原8D病人陪病者確診，院感事件確診者達十五名，八位病人、五位陪病者、兩位護理師
・全院收治二十九位確診（五位在加護病房，十四位為院感）

陪病者普篩

全院所有住院病人及陪病家屬普篩作業

醫療量能降載

統計五月十七至十九日，門診服務量分別較去年同期減少41%、53%、68%，預計五月二十二日僅開設內外婦兒科，維持基本服務量能，二十六日停診

05.21

加強臨床照護監測

利用友訊科技捐贈的四十台監視器及三組平板，於一人一室的專責病房與重症加護單位，架設監視系統，隨時監看確診病人情況

全院人員普篩

・採檢方式—深喉唾沫PCR。截至五月二十二日晚間七點，全院總計完成1,406人次採檢（1,406/4,096 = 34%），五百位篩檢結果為陰性，九百零六位檢核中

・此後，高風險單位人員每週篩檢一次，共計十三次

05.22

加強版集中檢疫所

新北市政府徵召轄區內飯店加入「加強版防疫專責旅館」，並由亞東派醫師及護理師協助臨床照護業務

05.23

確診個案增加

- 新增兩名原８Ｄ病人陪病者確診，院感事件共十七位確診，八位病人、七位陪病者、兩位護理師
- 全院收治四十三位確診（十一位加護病房，十六位院感）

預計啟動戶外篩檢站

- 五月二十四日預計執行啟動戶外篩檢站，針對門診住院病人及陪病家屬進行入院前ＰＣＲ檢測
- 針對高風險洗腎病人及陪病家屬進行快篩檢測
- 規劃門診手術及侵入性治療病人快篩流程，以符合病人就醫之需求

全院人員普篩

- 全院普篩，依疫情的社區溫度及特定事件，至七月五日共計三次。截至八月中，員工總篩檢人次達 20,600 人次以上
- 五月二十一日普篩結果，一位病房護理師確診（Ct 值 29），研判為早期感染個案，屬社區感染後帶回院內，無院內感染疑慮

・相關因應作為：(1)確診護理師入住專責病房接受治療；(2)完成該名護理師直接照護病人PCR採檢，一採均為陰性；(3)完成單位內接觸該名護理師PCR採檢，一採均為陰性

急診照護及戶外篩檢站建置

完成外部捐贈之「篩檢亭」裝設作業，採檢人員可不用頂著高溫工作，同時擁有更安全的防護

確診個案增加

・新增兩名原8D病人陪病者確診，院感事件共十九位確診，八位病人、九位陪病者、兩位護理師

・全院收治五十三位確診（十三位加護病房，十八位院感）

05.24

加強版集中檢疫所

新北市加強版集中檢疫所設置於板橋某旅館，由外科加護病房主任洪芳明負責統籌，五月二十四日由護理、感管、職安、藥師一同場勘，未來亦可提供精神科遠距醫療心理諮商服務

確診個案增加

- 新增院內感染個案：一位住院醫師，二級接觸者，三採轉陽
- 院感事件二十位確診，八位病人、九位陪病者、兩位護理師、一位住院醫師。陪病者確診多於病人，將持續落實陪病者健康記錄
- 全院收治六十二位確診（十六位加護病房，十九位院感）

專責加護病房收治量能

衛福部要求，自五月二十五日提供二十床重症床供台北市災害應變中心調度，各單位於本日內完成所有動線及系統調整作業

啟動全院普篩

啟動全院人員核酸檢驗ＰＣＲ普篩，分五日完成

啟動門診戶外篩檢站抗原快篩作業

- 針對洗腎病人及陪同家屬進行抗原快篩檢測，首日完成兩百五十四位病人、一百一十四位陪病家屬檢測。篩檢出一位陪病家屬抗原快篩陽性，立即執行快篩ＰＣＲ，三十分鐘後確診為陽性個案，轉送急診收治住院
- 持續擴充此作業流程至各項門診檢查病人，逐步安全恢復醫院的醫療量能

05.25

遠距視訊門診

配合健保署政策自即日起增設遠距視訊門診，首日看診二十五人，五月二十六至二十八日平均每日約一百四十人預約，預約專線由五線擴充為十一線，逐步安排各醫療科加入遠距視訊門診，提供民眾疫情期間的就醫需求

加強版集中檢疫所

承接新北市兩處加強版集中檢疫所：板橋集檢所（三百三十七間房），五月二十八日開始收治輕症確診個案，規劃醫師、護理等醫事職類進駐，確保確診病人在醫療照護上的需求

血清抗體篩檢

完成一百六十二位同仁抗體檢測，接種疫苗七天後擁有抗體，意外曝觸者可減少居隔居檢天數

專責加護病房收治量能

工務處在二十小時內完成專責加護病房相關隔間工程，即日起可額外提供十八床收治重症病人（共三十床）

戶外快篩

五月二十六日起除洗腎病人外，另增加放射治療、化學治療、心臟功能檢查之門診病人及陪檢家屬，執行入院前抗原快篩採檢，以減少及避免可能之確診個案進入院區

05.26

確診個案增加

- 新增兩名原8D病人陪病者確診（三採轉陽、Ct值19.3）
- 院感事件二十位確診，八位病人、十位陪病者、兩位護理師
- 五月二十四日新增一例住院醫師確診，原判定為院內感染，經衛生局判定為非院感案件，予以排除
- 全院收治七十七位確診（二十二位加護病房，十九位院感）

05.27

加強版集中檢疫所

預計五月二十九日進駐三重集檢所，五月三十日開始收治輕症確診病人

血清抗體篩檢

首輪完成兩百零六位抗體檢測，接種兩劑疫苗後即有百分之百的抗體率。檢測結果顯示，打過第一劑十四天以上，就有86%抗體陽性率。五月二十七日開始進行第二輪三百八十三位院內人員檢測作業

05.28

收治量能

・專責病房：即日起增設第四個專責病房8D（共有8B、7B、7D、8D）收治確診病患，陸續將6B、6A及7A改為專責及檢疫病房
・專責加護病房：新北累積病例超過兩千例，重症加護病床需求孔急，繼五月二十五日增設十八床加護病房，二十八日起再徵收燒傷病房七床，做為重症收治病房（累計可收治三十九床）
・啟用COVID-19疫情流行期間之醫療決策模式（SDM）

遠距視訊門診

本日門診量達一百二十一位，後續每日預約人數均超過兩百人，將陸續加入各科遠距視訊及電話看診作業

確診個案增加

・新增兩名院感案件確診者，病人（四採轉陽）及陪病者（三採轉陽）各一位
・院感事件二十二位確診，十位病人、十位陪病者、兩位護理師
・全院收治九十二位確診，五十九位重症（二十八位加護病房，二十一位院感）

專責病房收治量能

・新北疫情突破兩千六百例，每日有近四百例確診個案等待收治

・自本日起除考量性別、醫病比、護病比等因素，責成各專責病房主任依指揮中心確診收治原則（可多人一室），調整病房收治容額，以加速急診確診病人收治作業

06.03

社區篩檢站

三重正義篩檢站正式成軍，同時提供快篩及ＰＣＲ檢測，截至七月十六日已完成 6,587人 檢測服務

06.10

移動式快篩巡迴車

啟用「巡迴 COVID-19 篩檢車」巡迴服務新北市各鄉區，沒有任何身分證明的民眾也能利用篩檢車進行篩檢，以落實防疫工作

06.15

協作新北市疫苗施打作業

資訊處自行開發一條龍疫苗注射系統，連結報到與醫師問診系統，針對八十五歲以上資深公民疫苗接種，更採日本福岡縣「宇美町式」打法，報到至注射僅需四・二一分鐘

社區疫苗施打

即日起，除院區內辦理疫苗接種作業，同時陸續承接中和區、板橋區、五股區等區民眾疫苗施打作業

06.16

社區篩檢站

十六至二十二日，泰山體育館，總計篩檢人次五百零一位

機動快篩部隊

配合社區、企業、政府需求，即日起提供一日快篩服務機動深入偏遠地區，六月十六至十七日在金山活動中心，九人團隊單日篩檢近五百位居民，兩日總計篩檢 1,027 位居民

06.17

社區篩檢站

十七至二十三日，中和南山放生寺，總計篩檢人次 1,229 位

06.18

機動快篩部隊

新店某安養中心，總計篩檢人次三十位

06.20

機動快篩部隊

板橋某照護中心、五股某照護中心，總計篩檢人次三十五位

環境清消

陸軍第六軍團三三化學兵群，清晨六點到亞東加護病房與戶外急診，針對院內環境進行清消

06.21

疫苗在宅施打服務

家醫科與社區護理與地方衛生所合作，提供失能或行動不便而臥床的長者在宅施打疫苗服務，截至七月十七日完成四十六人次服務

恢復週六門診

公告自七月分起恢復週六門診

06.22

機動快篩隊進駐果菜市場

為防止北農事件延燒，機動快篩隊進駐新北果菜市場，兵分二路協作三重、板橋果菜公司攤商快篩作業，兩場次分別篩檢 2,181、1,445 位攤商，創單日快篩最高量 3,626 人次

06.23

社區篩檢站

六月二十三至二十六日，鶯歌建德市民活動中心，總計篩檢人次五百六十位

疫苗接種

協助板橋果菜市場三百七十七名攤商疫苗施打作業

06.24

疫苗接種

協助完成一百零二位新北遊民疫苗施打作業

06.25

社區篩檢站

二十五至三十日，八里頂罟活動中心，總計篩檢人次 1,569 位

06.30

疫苗接種

六月三十至七月二日，協助教育部大考中心老師辦理疫苗接種作業

07.01

社區篩檢站

一日至三日，深坑第二市民活動中心，總計篩檢人次 1,798 位

機動快篩部隊

・台北農產運輸公司染疫風波延燒，北市府與中央合作「批發市場疫苗專案」，亞東醫院協助環南市場，力拚二十四小時完成PCR檢驗報告，計篩檢 2,785 人次，應用池化檢驗技術，於七月二日零時完成快速採檢出四十一例陽性帶原者

・恢復週六門診

07.05

社區篩檢站

五日至九日，樹林保安活動中心，總計篩檢人次 2,138 位

疫苗接種

協助辦理第七類國家關鍵基礎設施及高風險人員疫苗接種專案，截至七月十七日已完成 19,809 人服務

07.07

疫苗接種

即日起依專案需求至外展單位提供疫苗注射服務，分別於七月七日、九日、十三日至家樂福協助一線收銀人員接種疫苗

07.08

機動快篩部隊

台北環南市場日前暴發群聚感染，為確認是否還有潛藏感染者，本日再次針對 3,300 名環南市場工作人員展開第二次大規模ＰＣＲ篩檢。亞東醫院共出動五十五名醫護人員，上午五點五十分開始，計篩檢 2,422 人次，當天晚上八時完成全體報告，檢出陽性個案四例（一舊案）

07.09

機動快篩部隊＋疫苗接種

單日採檢、疫苗接種破萬人次

07.12

疫苗接種

配合六十七歲以上長者疫苗施打作業，負責新北市六接種站，七月十二日安排二十五位醫師協作疫苗注射作業，創下單日完成萬人（10,369 人）接種疫苗服務

07.13

機動快篩部隊

亞東醫院協助七月一日及八日環南市場攤商大規模ＰＣＲ篩檢，柯文哲市長親臨亞東致贈感謝狀